행복한 삶과 존엄한 죽음

Happy Life & Death with Dignity

조현 · 조병모 · 정성훈 · 조서영 · 운우르자야 공저

계축문화사

들어가는 글

죽음은 모든 사람에게 해당하는 현실이다.
먼저 오건 나중에 오건 어쨌든 죽음은 온다
오늘 내가 죽는다면 지금 무엇을 해야 할까….
죽음을 향해 걸어가고 있음을 느끼는 것은 좋은 일이다.

– 프란치스코 교황

크리스티나무르티는 '삶은 죽어가는 일이며 죽음은 새로이 태어나는 과정'이라 하였고 셸리 케이건은 '삶은 죽음이 있기 때문에 비로소 완성되는 인간의 가장 위대한 목적이며 죽음의 본질을 이해하면 가치있는 삶을 살 수 있다'라고 하였다.

인류 역사를 통하여 삶과 죽음은 수많은 철학적, 과학적, 신학적 고찰의 대상이 되었다. 이처럼 정의하기 어려운 삶과 죽음이지만 그래도 누구나 행복한 삶과 아름다운 마무리, 즉 존엄한 죽음을 바랄 것이다.

본서에서는 행복한 삶과 존엄한 죽음을 위한 전제 조건으로 몇가지 주제에 대해 살펴보았다. 우선 '행복한 삶'을 영위하기 위해서 필요한 건강 증진을 위해 수면, 음주, 흡연, 운동, 영양, 스트레스, 성・사랑・결혼 등에 대해서 알아보았고 '존엄한 죽음'을 맞이하기 위해서 최근 우리 국민들의 관심이 높아져 주요 사회적 이슈가 되고 있는 연명의료결정, 호스피스・완화의료, 생전유언, 존엄사, 웰다잉 등에 대해 살펴보았다.

각 주제별로 보다 풍부한 내용을 실어야 하나 지면 관계상 간략히 서술하게 됨을 이해하여 주시고 많이 부족하지만 본서로 인해 여러분들께서 행복한 삶과 존엄한 죽음에 대해 성찰해보는 기회가 되기 바랍니다.

본서가 출판되기까지 모든 노력을 아끼지 않으신 계축문화사의 주영일 사장님과 이종언 편집부장님 그리고 직원 여러분께도 깊은 감사의 말씀을 올립니다.

2023년 2월

저자 올림

차례

제1장

행복한 삶

제 1 장

행복한 삶

1 삶의 의미

평생 동안 강연과 저술활동을 통해 많은 사람들의 삶에 변화를 불러 온 인도의 현대 철학가인 지두 크리스티나무르티는 그의 저서 삶과 죽음에서 삶은 끝없는 움직임으로 삶은 죽어가는 일이며 죽음은 새로이 태어나는 과정이라 하였고 삶은 결국 나고 죽고 성장하고 변화하는 것을 의미하며, 불확실성이 삶의 속성이고 모든 것에는 끝이 있으며 의미 있는 삶을 살기 위해서는 죽음과 더불어 살아야 한다고 하였다.

이렇듯 사람마다 개성과 가치관, 인생관의 차이에 의해 제각각 자기가 원하는 가치를 실현하며 살아가는 것이며 자신의 삶이 다른 사람의 삶과 다르다고 해서 삶을 무시하거나 부당하게 간섭을 하거나 비판해서는 안 된다. 이는 사회적 가치기준에 의해 삶의 목적이 정당성이 있고 없고에 따라 사회적 평가가 달라지며 사회적 존경의 척도가 달라지기 때문이다.

2 가치 있는 삶

인간은 삶을 살아가면서 정말 다양하게 사회적 평가가 내려 질 수 있기 때문에 가치있는 삶을 살아가기 위해서는 몇 가지의 노력이 필요하다. 사람들은 자신의 삶을 가치있는 삶으로 만들어 가고자 노력하는데 그 중에서 중요한 의미가 있는 것들을 살펴보면 타인에게 피해를 주어서는 안 되고 자기 자신에게 만족감과 보람을 주는 삶이어야 하며 어떠한 삶이 가치있고 고상한 삶인가를 고민해 보는 것이 필요하다.

타인에게 피해를 주지 않는 삶을 살아야 하는데 자신에게는 의미있는 삶이라도 그것을 관철시키기 위해서 타인의 자유를 침해하거나 권리를 박탈하는 등 타인에게 손해를 주는 삶은 좋은 삶이라고 할 수 없다. 사회는 타인과 더불어 존재하고 발전하는 것이기 때문에 다른 사람과의 관계 속에서 형성되며 다른 사람을 떠나서는 자신의 삶을 평가할 수 없기 때문이다.

자기 자신의 주관이 없거나 자아정체성이 결여되어 무비판적이거나 무가치적으로 삶을 살아가는 것은 비인간적인 삶이라고 할 수 있다. 타인에게 피해가 되지는 않더라도 자기 자신에게 만족감을 줄 수 없다면, 즉 자신에게 별다른 의미가 없는 삶이라면 행복하지 못한 삶이라고 할 수도 있다. 자기 자신에게 만족감과 보람을 주는 삶을 살아가기 위한 노력을 하여야 하는 이유이다.

3 삶의 선택

삶의 선택이 중요한 이유는 자신의 삶의 방향과 삶의 의미를 결정하는 중대한 문제이기 때문이다. 자신의 삶을 선택하는 것은 자기에게도 중요하기도 하지만 삶의 방식이나 목적, 의도 등을 결정하는 것이 타인에게도 많은 영향을 미칠 수 있으며 가치 있는 삶을 위해서는 자신의 모든 삶의 의미와 목적에 대해 성찰하고 신중하게 선택하여야 한다. 삶의 목적과 방향을 잘못 설정하면 무의미하고 만족하지 못하는 삶을 살 수 있다.

4 삶의 질

현대 복지 국가는 대부분 사회 구성원의 삶의 질을 향상시키는 것을 목표로 하고 있으며 물질적 풍요는 삶의 필요조건이 될 수는 있지만 충분조건이 되지 못한다. 국민들의 삶의 질을 향상시키기 위해서는 양적인 팽창과 더불어 소비적 풍요에서 정신적 만족과 자연의 조화를 꿈꾸는 삶으로 변화시키기 위해 노력하여야 한다.

삶의 질은 객관적 요소와 주관적 요소에 의해서 결정이 된다.

1) 객관적 요소

살의 질을 결정하는 객관적 요소의 대표적인 것이 GDP(Gross Domestic Product, 국내 총생산)이다.

GDP는 삶의 질을 결정하거나 나타낼 수 있는 객관적인 요소로서 경제적 수준을 나타내는 국내 총생산인데 현대에 들어 와서는 GDP가 삶의 질을 보여주는 데에는 한계가 있다.

GDP와 유사한 개념으로 GNP(Gross National Product, 국민 총생산)가 있는데 GDP와 GNP의 차이를 살펴 보면 GDP는 국내에서 생산되고 만들어진 모든 재화와 서비스의 가치로서 외국인이건 한국인이건 상관없이 국내에서 번 모든 돈을 말하며 대한민국에서 일어나는 경제활동의 규모를 파악할 수 있다.

몽고인 A씨가 우리나라에서 얻은 수입은 대한민국의 GDP에 포함되며 이에 반해 GNP는 대한민국 국민이 나라 또는 영토 상관없이 벌어들인 총액을 의미한다.

한국인 B씨가 해외에서 벌어들인 돈은 GNP에 해당되는 것이다.

2) 주관적 요소

주관적 요소는 약간 추상적일 수 있으나 개인의 만족감과 행복감을 가져오는 것, 원만한 대인관계, 사랑과 존경의 욕구실현, 삶의 목표를 추구해 가는 진취적인 정신 등이 포함된다.

3) 요인

삶의 질을 향상시키기 위한 방안으로는 환경과 복지를 중시하는 질적인 경제성장을 추구하고 소득의 공정한 분배가 필요하며 국민들의 최저 생활보장을 실현하고 인권이 보장되어야 한다. 정부의 이러한 노력에 따라 국민들이 능동적이고 주체적인 삶을 추구할 수 있으며 사회 구성원들의 개성 발휘를 통한 자아실현이 가능하다.

삶의 질을 가늠하는 요인으로는 성취욕구와 자아 존중감, 대인관계, 사회적 지지 등이 있다. 성취욕구는 성취욕구가 높은 사람일수록 스트레스의 수용성이 강하며 이러한 성취욕구는 정신건강과 정서와 밀접한 연관이 있다. 자아 존중감은 삶의 만족에 있어 가장 큰 영향력을 행사하는 요인이며 사회적 지지도 삶의 만족에서 유의미한 영향을 보이는 요인이다.

4) 측정

GDP 중심의 경제지표의 한계와 함께 '삶의 질'의 중요성이 부각되면서 '삶의 질'과 '사회발전'에 대한 측정 노력이 국제적으로 확산되고 있다. 측정방법으로는 객관적 생활조건에 초점을 두고 측정하는 스칸디나비아적 접근과 개인의 주관적 웰빙을 강조하는 미국적 접근법이 있다.

(1) 주관적 측정

UN 『세계행복보고서, World Happiness Report』에서는 마음이 편한 상태(Good Mental State)라 하여 삶에 대해 내리는 긍정적이거나 부정적인 다양한 평가와 함께 이러한 경향들에 대한 정서적인 반응을 포함하여 측정하고 있다.

OECD는 『더 나은 삶의 지수, Better Life Index』에서 삶에 대한 평가(Life Evaluation)를 통해 삶에 대한 만족은 대체로 현재를 기준으로 과거의 경험을 비추어 보는 경우가 많다고 기술하고 있다.

(2) 우리나라

『국민 삶의 질 측정을 위한 분석틀』이라 하여 개인을 중심으로 한 동심원 형태로

구성하고 '개인'을 중심으로 '사회적 관계', 환경적 조건' 등 3개의 차원으로 3개의 차원에 포함된 각 영역들을 크게 물질적 부분과 비물질적 부분으로 나누어 측정하고 있다.

개인적 차원에서의 삶의 질의 목표는 역량있는 개인으로 세부적인 내용으로는 교육을 통해 지식과 일할 능력을 갖추고 경제적 여유와 복지혜택을 누리며 건강한 삶을 영위하는 개인을 추구한다. 사회적 관계 측면에서는 서로 돌보는 활기찬 공동체가 목표로서 사회통합과 결속을 이루고 시민참여가 활발하며 여가 활용을 통해 문화생활을 즐기는 공동체를 추구한다. 마지막 환경적 조건은 안전하고 지속가능한 환경을 목표로 세부적으로 위험으로부터 자유롭고 환경이 보호되어 지속 가능한 삶이 보장되는 환경을 추구하는 것이다.

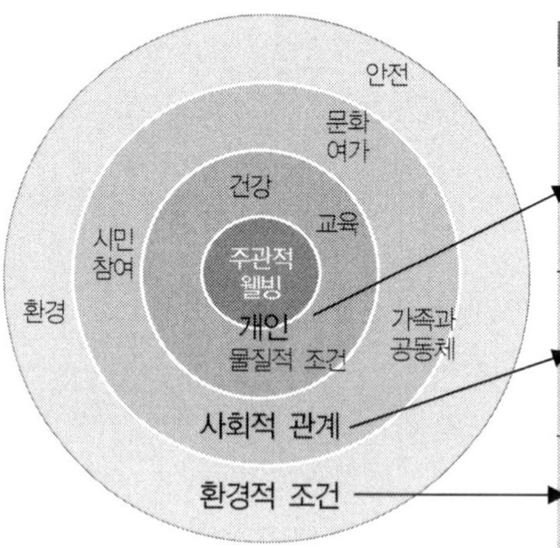

차원	목표	세부내용
개인	역량 (capability) 있는 개인	• 교육을 통해 지식과 일할 능력을 갖추고 • 경제적 여유와 복지혜택을 누리며 • 건강한 삶을 영위하는 개인
사회적 관계	서로 돌보는 활기찬 공동체	• 사회통합 · 결속 이루고 • 시민 참여 활발하며, • 여가 활용 통해 문화생활을 즐기는 공동체
환경	안전하고 지속가능한 환경	• 위험으로부터 자유롭고 • 환경이 보호되어 지속가능한 삶의 보장

[그림 1-1] 국민 삶의 질 측정지표

출처 : 연합뉴스, 2019

5 삶의 목표

1) 삶의 가치관의 변화

미국 미시간 대학의 잉글하트(R. Inglehart) 교수는 물질적으로 풍요롭게 살아가는 것과 안전하게 살아가는 것을 강조하는 삶에서 삶의 질을 최고로 중요하게 여기는 방향으로 가치관이 변화하는 과정을 가리켜 '조용한 혁명'이라 하였다. 그는 최소한의 경제적·육체적 안전이 존재하는 경우에는 보다 고차원적 가치인 사랑이나 존경에의 욕구가 점차 뚜렷해지고 그 다음에는 최고의 가치인 지적·심미적 만족이 중심적인 중요성을 갖게 된다고 주장한다. 산업, 기술의 고도발전과 복지수준의 향상으로 경제성장과 이윤을 추구하고 권위주의 등 물질적인 가치를 추구하던 것에서 주관적인 행복, 자아실현, 정치적 참여 등 탈물질적 가치를 추구하는 것으로 변화한다는 것이다. 고도의 경제성장과 사회변동은 객관적 지표보다 주관적 지표에 더 의미를 두고 있다는 것이다. 여기에서 객관적 지표는 경제적, 물질적 조건을 의미하며 주관적 지표는 객관적 지표를 전제로 한 만족감, 즐거움 등을 의미한다.

2) 삶의 질을 나타내는 지수

일반적으로 삶의 질은 복지지수 + 즐거움 지수로 표현할 수 있는데 복지지수는 객관적 지표로서 경제적 물질적 조건과 관련된 주택, 건강, 재정, 자녀양육, 친구, 여가, 교육 등을 포함하며 즐거움 지수는 주관적 지표로서 만족감, 행복감 등을 나타내는 것으로 지적, 심미적, 만족과 사랑과 존경에의 욕구실현을 포함한다. 안타깝게도 한국인의 삶의 질 지수는 대체로 낮은 편에 해당한다.

*** 긍정적인 삶을 위한 '사하르[1)]의 십계명'**

① 마음이 시키는 대로 하라.

---

1) 탈벤 사하르는 하버드대학의 심리학 교수로 그의 '긍정 심리학', '리더십 심리학'의 행복(Happiness) 강의는 하버드 대학교 마이클 샌델 교수의 정의(Justice)와 예일대학교 셸리 케이건 교수의 죽음(Death)과 함께 아이비리그 3대 명강의로 불린다.

② 친구와 최대한 많은 시간을 보내라.
③ 실패를 똑바로 바라봐라.
④ 자신을 인정하라.
⑤ 단순한 삶을 살아라.
⑥ 규칙적인 운동을 하라.
⑦ 양질의 수면을 취해라.
⑧ 사람들에게 관대하라.
⑨ 용기를 내라.
⑩ 항상 감사하는 마음을 가져라.

제 2 장

수면

제 2 장

수 면

1 수면의 종류

수면에는 빠른 안구운동 수면인 렘수면(REM수면)과 빠른 안구운동이 나타나지 않는 수면인 비렘수면(non-REM수면)으로 나뉜다. 렘수면은 꿈을 꾸며 전체 수면의 20~25%를 차지하는 수면이며 비렘수면은 전체 수면의 75~80%를 차지하는 수면으로 얕은 수면인 1~2기 수면과 깊은 수면인 3~4기 수면으로 구성되어 있다.

렘수면-비렘수면은 약 90~120분의 주기로 반복되어 정상적으로는 약 5회 정도의 주기로 반복이 되며 성인은 하루 7~8시간, 어린이는 9~10시간이 필요하다.

수면은 회복, 에너지 보존, 기억, 면역, 감정조절 등의 역할을 하며 24시간 동안 자지 않는 경우 혈중 알코올농도 0.1%의 상태와 같다.

이렇듯 중요한 수면의 역할을 감안할 때 위생적인 수면생활을 하여야 한다.

① 매일 규칙적인 시간에 잠자리에 들고 일정한 시간에 일어나는 습관을 기른다.

② 잠자는 환경이 조용하고 너무 밝지 않아야 한다.
③ 잠자는 환경이 너무 덥거나 춥지 않아야 한다.
④ 매일 규칙적인 운동을 하는 것이 좋은데 자기 직전에 지나치게 운동을 많이 하는 것은 오히려 수면을 방해할 수 있다.
⑤ 수면을 위해 카페인이 들어 있는 음료나 음식은 피하도록 한다.
⑥ 자기 전에 음주나 흡연을 피한다. 술은 처음에는 수면을 유도하는 것으로 생각되지만 수면 후반기에서 잠을 자주 깨게 하며 수면 무호흡증을 악화시킬 수 있다.
⑦ 자기 전 따뜻한 목욕은 도움이 된다.
⑧ 배가 고프거나 과식을 하는 것을 피한다.
⑨ 잠자리에서 시계를 보거나 휴대전화를 자꾸 보는 일은 잠을 방해한다.
⑩ 잠자리에서 TV를 보거나 독서를 하거나 다른 일을 하는 것은 수면을 방해한다. 잠자리에서는 잠을 자는 일만 하도록 한다.
⑪ 잠이 오지 않거나 중간에 깨어 잠이 오지 않을 경우에는 차라리 잠자리에서 일어나서 다른 일을 해보도록 한다.
⑫ 밤에 밝은 빛에 노출되지 않도록 한다.

2 수면 조절

수면 조절은 수면 욕구와 생체시계에 의해 조절할 수 있다.

1) 수면 욕구

자동적으로 조절되는 신체 항상성의 하나로 잠을 못자거나 부족하게 잔 경우는 낮에도 졸립거나 일찍 잠이 들게 되는 현상으로 잠을 자게 되면 수면 욕구가 감소하여 필요한 만큼 잔 경우에는 더 이상 졸립지 않게 된다.

2) 생체시계

뇌의 시상하부의 '상교차핵'에 생체시계가 존재하는데 이는 각성, 즉 우리가 낮에 깨어 있을 수 있도록 하는 작용을 한다. 생체시계의 주기에 따라 어떤 사람들은 일찍 자고 일찍 일어나고 어떤 사람들은 늦게 자고 늦게 일어나는 수면 - 각성 주기를 갖는다.

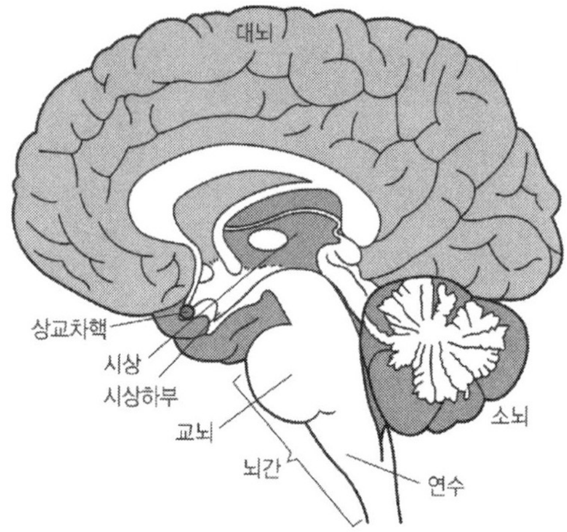

[그림 2-1] 생체시계

출처 : https://blog.naver.com/

3) 수면 주기

대부분 사람에게 일정한 리듬으로 수면 주기를 유지해 준다. 수면활동을 총괄하는 생체시계의 지시에 따라 밤이 되면 멜라토닌이 증가되고 이에 따라 잠을 자게 된다. 멜라토닌은 뇌와 혈관, 세포 사이를 자유롭게 이동하며 뇌의 신경을 보호하고 심장을 비롯한 몸 전체를 지키는 파수꾼 역할을 하는데 잠든 사이 뇌와 몸을 보호하며 조직 손상과 염증, 노화의 원인이 되는 유해산소를 제거하는 기능을 한다.

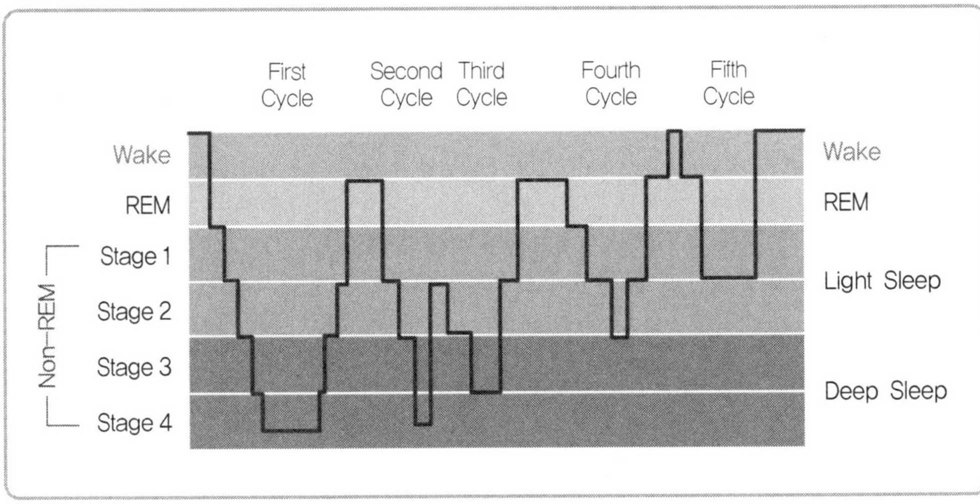

[그림 2-2] 수면 주기

출처 : https://m.blog.naver.com/chagroup/222676447308

3 수면에 영향을 주는 요인

좋은 질의 수면에 영향을 주는 요인들은 다음과 같다.

1) 소음

수면에 대한 민감도는 개인별로 차이가 있으며 '소음 역치'가 존재한다.

소음 역치란 오랫동안 지속되는 소음이 짧고 큰 소음보다 수면을 오히려 더 방해하는 것을 말한다.

2) 침대 형태

개인의 취향과 사회 관습에 따라 다른데 딱딱한 마루 등에서 자는 경우 편안한 곳에 비해 잠을 자주 깨게 된다.

3) 침실 온도

침실 온도가 섭씨 39도 이상이면 심박동이 빨라지고 수면의 길이가 짧아지며 섭씨 27도에서 가장 길고 편한 수면을 취할 수 있다. 특히 여름저녁의 열대야는 수면에 영향을 미치는 절대적인 요인이 된다.

4) 지구 온난화

사계절 온도가 높아져 수면의 질을 저하시킬 수 있으며 야간기온이 낮 기온만큼 빠르게 상승하면 수면을 방해하게 되고 이는 활동하는 낮 시간에 지대한 영향을 미치게 되는데 이처럼 기후변화는 인간의 삶에 체계적이고 중요한 영향을 준다고 할 수 있다.

5) 운동

아침 운동은 수면에 영향을 미치지 않으나 수면 전 과도한 운동은 각성 상태로 수면을 방해하므로 이를 피하고 운동이 수면에 도움이 되기 위해서는 지속적이어야 한다.

6) 영양과 대사

수면에 영향을 주는 요인은 체중이다. 체중이 증가하면 총 수면시간과 수면주기가 길어지게 되는데 거식증의 경우에는 쉽게 잠을 들지 못하고 아침에 일찍 일어나게 되며 갑상선기능항진증의 경우는 체중감소로 수면을 감소하게 만든다.

7) 스트레스

스트레스는 만병의 근원이다. 스트레스가 오래 지속되거나 스트레스에 적응하지 못하면 만성불면증을 초래할 수 있다. 어떠한 형태로든 스트레스는 풀어야 하며 가급적 스트레스를 받지 않도록 하여야 한다.

8) 정서적 갈등

일반인보다 우울증, 조울증, 정신분열증 등의 환자는 불면증이 악화될 확률이 높은 것으로 알려져 있다.

9) 약물

니코틴이 함유된 담배나 카페인이 함유된 커피, 콜라 등은 수면 시작을 방해하며 알코올은 각성 상태를 유지하게 하여 수면에 방해를 준다. 수면제의 경우는 장기간 사용시에는 오히려 수면에 방해를 주며 지속된 흡연은 수면장애를 일으킬 수 있다.

10) 질병 상태

동통, 불안, 우울증세가 있는 자는 수면에 영향을 받을 수 있으며 중환자, 천식, 심부전증 환자의 경우는 수면 중 호흡곤란 발생에 대한 공포로 수면방해가 일어날 수 있으며 야뇨증, 수면무호흡증을 가지고 있는 사람도 수면방해를 받을 수 있다.

11) 수면장애

몽유병이나 야경증, 악몽, 수면무호흡증, 수면발작 등의 수면장애를 가진 사람은 수면방해를 받는다.

4 수면 관련 질환

우리 주변에서 쉽게 찾아볼 수 있는 수면관련 질환에는 폐쇄성 수면무호흡, 불면증, 기면병 등이 있다.

1) 폐쇄성 수면무호흡

가장 흔한 형태의 수면무호흡증으로 잠잘 때 기도가 심하게 좁아져 공기가 기도를 통과하는 것을 막기때문에 코골이와 수면무호흡증이 발생하게 된다.

(1) 원인

폐쇄성 수면무호흡증은 정상보다 턱이 작은 경우, 혀나 편도선이 큰 경우, 목젖이 길게 늘어져 있는 경우처럼 기도를 부분적으로 막는 조직이 있는 경우에 발생하게 되는데 과체중인 경우 목의 지방조직으로 인하여 기도를 좁게 만들게 되므로 비만, 나이가 많은 경우, 남자, 당뇨병, 폐경 여성, 코에 문제가 있는 사람들에서 많이 발생하게 된다.

수면 중 무호흡 발생은 체내 산소가 부족하여 더 많은 피를 순화시키기 위하여 심장이 더 세게 박동하게 되어 혈압이 올라가고 심장박동이 불규칙해지며 심장박동이 일시적으로 멈추는 현상으로 심정지가 오래 지속되면 사망에 이를 수 있는 증상이다.

폐쇄성 수면무호흡증으로 인하여 심부전, 부정맥, 심근경색 및 뇌졸중 등이 발생할 수 있으므로 치료가 필요하다.

(2) 치료

수술, 체중감량, 금주, 수면제 사용금지, 옆으로 누워서 자는 습관 등을 통하여 치료될 수 있다.

① 수술

늘어나거나 커진 연구개, 목젖, 편도 등을 수술하여 기도를 넓게 해주는 방법으로 전신마취 수술을 통하여 치료하는 방법이다. 정상 수면호흡으로 회복되는 성공률은 약 50% 정도이며 수면 무호흡-저호흡의 정도에 따라 재발하는 경우도 발생한다.

② 체중감량

과체중의 경우 체중을 줄이면 수면 중 호흡이 좋아지는데 체중의 약 10%를 줄이면 수면 무호흡-저호흡 횟수가 감소된다. 매일 1시간 정도 운동하고 간식을 줄이고

저녁식사를 소량 섭취하는 등 체중감량이 필요하다.

③ 금주

술을 마시게 되면 모든 근육이 이완되어 쳐지게 되어 무호흡을 악화시킨다.

④ 수면제를 금함

일부 수면제는 호흡중추를 억제하고 근육을 이완시켜 수면 무호흡을 더 심하게 만든다.

⑤ 옆으로 누워서 자는 습관

수면 무호흡은 똑바로 누워서 잘 때 심해지기 때문에 옆으로 누워 자는 것이 도움이 된다.

2) 불면증

밤에 잠들기가 어렵거나 자주 깨는 것으로 아침에 일찍 깨고 숙면을 취하지 못하는 경우를 불면증이라 한다.

(1) 종류

불면증은 급성 불면증과 만성 불면증으로 나뉜다. 급성 불면증은 수일에서 수주 동안만 잠을 못 자는 것으로 흥분이나 스트레스가 원인이다. 만성 불면증은 한달 이상 지속되는 불면증으로 수면장애 클리닉을 방문하여 정확한 진단을 받고 치료를 받아야 한다.

불면증은 원인에 따라 일차성 불면증과 이차성 불면증으로 분류되는데 다른 유발 요인이 없이 생긴 불면증을 일차성 불면증이라 하고 다른 질환과 동반되는 불면증을 이차성 불면증이라 하는데 폐쇄성 수면무호흡증, 우울증, 불안 등의 정신과 질환, 호흡기 질환, 심장질환, 치매, 파킨슨병 등 신경과 질환을 동반하는 불면증이 이에 해당한다.

(2) 치료

불면증 치료를 위해서 가장 많이 사용되는 치료법이 수면제의 복용인데 술을 마신 후에는 절대로 수면제를 복용하지 않아야 한다. 동반 질환의 치료인데 불면증을 완화시키기 위해서는 수면장애, 우울증, 내과적인 질환이나 통증에 대한 치료가 함께 수반되어야 하며, 만성 불면증을 위한 "인지행동치료"를 병행하여야 한다.

인지행동치료는 수면에 대한 이해도를 높이면서 잘못된 수면습관이나 믿음을 교정하며 수면제를 줄여서 끊어주는 치료이다.

3) 기면병

기면병이란 낮 시간의 과도한 졸림을 일으키는 중추성 질환을 말하며 시상하부에서 정상적인 각성을 유지시켜 주는 물질인 "hypocretin(히포크레틴)" 분비가 결여되어 생기는 질환이다. 밤에 잠을 충분히 잤는데도 낮에 잠이 너무 쏟아져서 일상생활이 힘든 경우의 때와 장소를 가리지 않고 마치 전기 스위치를 내리는 것처럼 갑자기 잠이 드는 수면발작을 보이기도 하는 병이다.

(1) 주요 증상

주요 증상으로 과도한 낮 졸림 현상, 갑작스럽게 근육의 힘이 짧은 시간 동안 빠지는 탈력 발작, 잠이 들거나 잠에서 깰 때 단시간 동안 근육의 힘이 없어지는 수면마비, 잠들 때 혹은 잠에서 깰 때 발생하는 생생한 꿈 같은 환각이 떠오르는 입면환각, 야간 수면의 방해 등이 있다.

(2) 진단

밤잠을 검사하는 수면다원검사와 낮잠을 검사하는 반복적 수면잠복기검사를 통해 진단하게 된다. 정상인의 경우에는 얕은 수면에서 깊은 수면단계로 렘수면이 나올 때까지 보통 80~90분 정도 걸리지만 기면병 환자는 잠이 들고 15분 이내에 렘수면이 나오는 경우이다. 이차성 기면병의 원인이 될 수 있는 뇌질환 진단을 위해 뇌 MRI를 통해 진단하기도 한다.

(3) 치료

기면병의 치료는 약물치료와 행동치료의 두 가지 방법이 있다.

약물치료는 증상에 따라 낮의 졸림을 줄여 주는 각성제와 탈력 발작을 예방하는 약물로 처방하는 치료이고 행동치료는 규칙적인 수면습관을 갖도록 기상과 취침시간을 일정하게 하며 매일 정해진 시간에 짧은 낮잠을 자도록 치료하는 방법이다.

제 3 장

성 · 사랑

제3장

성 · 사랑

1 성

과거에는 유교문화의 영향으로 성은 기피하는 주제였으며 성행위의 결과적 책임은 여성의 몫이었고 종족번식을 위한 수단 외의 성행위는 죄악시되는 분위기였으며 성에 있어서 남성은 적극적이고 능동적이지만 여성은 성적 표현을 제한하는 것을 규범과 가치로 인정하였었다.

사회 구조적 변화로 인하여 현재는 성행위의 결과에 대해서도 남녀가 공동으로 책임을 지고 남성도 자녀 양육의 일정한 몫을 담당하게 되었으며 과거에 비해 사람들은 성을 더 적극적으로 추구하고 대중문화의 영향에 따라 성을 상품화하는 경향이 나타나고 있다.

문화적 특성에 따른 성 관습을 살펴보면, 많은 문화권에서 월경과 임신 중의 성행위를 금기하고 이슬람 문화권에서는 월경 중의 여자를 포옹하는 것조차 금기시

하고 있으며 근친간의 성행위는 모든 문화권에서 금기로 여기고 있다. 또한 많은 문화권에서 청소년이 대부분 육체적 고통이 따르는 완전한 성인으로 취급받는 의식 후 성행위를 허용하고 있으나 어린 나이에 행해져 성의 의미를 이해하기 힘든 경우가 많다. 여자가 결혼 연령에 도달했을 때 처녀성을 빼앗는 의식인 파괴의식은 부족장이나 제사장에 의해 이루어지며 주로 딱딱한 물체나 손가락을 이용해 처녀막을 파괴하는 의식을 거쳐야 여성이 성인으로서 대우받고 결혼도 허용되는 의식이다.

일부다처란 한 명의 남자가 동시에 두 명 이상의 아내를 두는 경우로 현재 이슬람 문화권과 아프리카 종족 내에서 찾아볼 수 있으며 반대로 일처다부라 하여 한 여자가 동시에 여러 명의 남편을 두고 있는 경우는 남자의 숫자가 여자보다 월등히 많거나 여성우위인 사회에서 생겨나기도 한다.

예로부터 성에 대한 연구는 활발히 진행되어 왔는데 1910년 허쉬펠트는 동성애가 성도착증이 아니라는 것을 밝혀냈고 킨제이는 '남성의 성적 행동(1948)', '여성의 성적 행동(1953)'에서 혼전 성관계, 혼외 성관계, 동성연애, 동물과 성접촉 내용 등을 정리하였다. 매스터스 & 존슨은 성행위 동안 일어나는 여러 가지 생리적인 변화를 관찰하고 성 불능, 불임 등 성문제를 임상에 적용하였으며 1974년 헌트는 '1970년 성적 행동'을 연구하였는데 킨제이 보고서가 나온 때에 비해 혼전 성관계가 훨씬 증가하고 서로 다른 계층간의 성관계도 다양해졌음을 발표하였다.

여성해방운동가였던 하이트는 '여성과 사랑(1987)'에서 여성의 성에 대한 전반적인 면을 다루었지만 낙태자율화 지지자를 대상으로 조사하여 일반화할 수 없다는 비판을 받기도 했다.

1) 섹스와 섹슈얼리티

섹스(Sex)는 생물학적 성으로 우리가 남성의 생식기인 음경을 가졌느냐, 여성의 생식기인 질을 가졌느냐에 따라 결정되는 성으로 출생과 동시에 결정된다. 이에 반해 섹슈얼리티(Sexuality)는 생물학적 성이 아닌 사회학적 성의 개념으로 남녀간의 행동, 느낌 의미 및 사회적 관행까지도 포함하는 포괄적인 개념이다. 사회 문화적 환경의 영향을 받으며 형성되는 사회적 성의 개념으로 Gender가 있다.

2) 여성의 주요 생식기

① 외음부에서 자궁까지 이어지는 통로인 질
② 수정란이 착상되며 태반이 부착되어 태아가 자라는 공간인 자궁
③ 난자와 호르몬을 생산하는 기관인 난소
④ 자궁 위쪽 좌우에 붙어 있는 관으로서 난자의 수송에 관여하는 난관 등이 있다.

3) 남성의 주요 생식기

① 성생활의 실행기관 이자 방광내의 소변 배설 및 사정시 정액의 통로 역할을 하는 음경
② 고환과 부고환, 정관의 일부가 들어가 있는 주머니인 음낭
③ 성세포인 정자와 남성 호르몬인 테스토스테론이 만들어 지는 곳인 고환

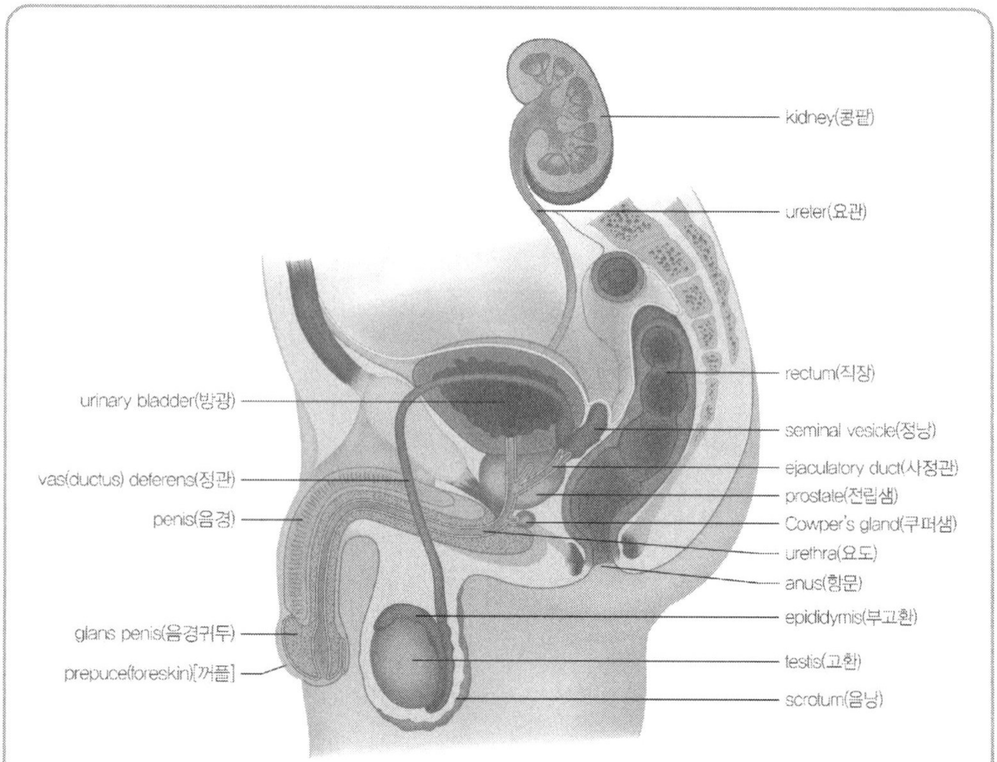

[그림 3-1] 남성생식기

④ 한쪽은 고환에 다른 한쪽은 정관에 연결이 되어 있는 정자의 수송관인 정관
⑤ 정관에 의해 운반되어 온 정자를 방출할 때까지 일시 보관해 놓는 주머니인 정낭
⑥ 밤알 같은 형태의 기관으로 요도를 싸고 있고 정액에 필요한 우유빛 액체를 분비하는 전립선
⑦ 사정하는 동안 요도에 의해 바깥쪽으로 운반되는 액으로서 고환의 정자들과 정관, 전립선, 구요도선에서 나온 분비액의 종합체로서 여성 생식기 내에서의 운동성을 강하게 해주는 프로스타글란딘을 함유한 정액 등이 있다.

2 사랑

사랑은 한 개인의 삶에 있어서 기쁨과 슬픔, 환희와 고통, 행복과 불행을 좌우하며 삶의 질을 결정짓는 중요한 요소이다.

에릭 프롬은 'Art of Loving(사랑의 기술)'에서 사랑은 책임감(Responsibility), 존경하는 마음(Respect), 서로 아끼고 보호해 주려는 마음(Care), 서로 잘 알고 이해하는 마음(Knowledge) 등 네 가지 기본 요소가 필수적으로 수반되어야 하며 이는 성과 관련된 여러 문제점을 예방할 수 있다고 하였다.

1) John Lee는 사랑의 유형

에로스, 루더스, 스토게, 마니아, 아가페, 프라그마 등 6개의 유형으로 나누었다.

① 에로스 : 주로 상대의 외모의 아름다움으로 인해 생기는 사랑으로 자신이 이상적으로 생각하는 외모를 가진 사람을 찾는 것으로 열정이 중요한 요소가 되는 강렬한 사랑(로미오와 쥴리엣의 사랑)이나 불안정하여 지속적이지 못하고 심리적인 고통을 수반하는 경우가 많다.
② 루더스 : 한 사람과의 관계에 자신을 매어 놓지도 책임지려 하지도 않는 상태로 여러 사람과 유희적인 사랑을 택하는 경향이 있다. 놀이와 같이 재미와 쾌락을

중요시하고 즐기는 사랑으로 마치 '사랑' 이라는 게임을 하듯이 어느 정도의 거리감을 두고 상대방과 사랑의 관계를 유지한다.

③ 스토게 : 어떤 사람과 가까워 서서히 발전하는 사랑으로 강렬한 정열 없이 서서히 조심스럽게 지속적인 책임감 있는 관계로 발전해 나가는 것으로 오랜 기간 동안 친구로 지내다가 사랑으로 발전된 사랑의 스타일이며 정서적으로 안정되고 상호 의존적이며 평생동안 인생의 풍파를 함께 헤쳐온 노부부간의 사랑이다.

④ 마니아 : 강렬한 낭만적 사랑을 칭하며 질투가 많고 상대에 대해 집중적으로 몰두하며 상대로부터 강렬한 사랑을 기대하고 반복적인 확인을 요구하며 상대방을 완전히 소유하고 또 자신도 완전히 소유 당하고자 하는 유형의 사랑이다. 상대방에게 과대하게 의존적이며 많은 것을 요구하며 상대방의 사랑을 잃을까 항상 과민한 상태이다.

⑤ 아가페 : 받기를 기대하지 않고 주기만 하는 사랑으로 온유한 보살핌과 무조건적 헌신이 주요한 요소이다. 상대를 무조건 돌봐주고 지지해 주며 조건없이 용서하며 자기의 모든 것을 희생하는 형태의 사랑으로 보상적인 대가에 상관없이 변함없이 주는 헌신적인 사랑이다.

⑥ 프라그마 : 합리적인 사랑으로서 교육, 종교, 직업 등 여러 가지 현실적 조건을 고려하여 사랑하는 것으로 두 사람의 관계에서 얻을 수 있는 실질적인 가치에 중점을 둔다. 상대방의 성격, 가정배경, 교육수준, 종교, 취미 등을 고려하여 자신과 맞는 사람을 선택하며 선이나 중매를 통해 상대방을 만나는 경우가 이에 해당한다.

2) Reiss의 사랑의 4단계

사랑이 어떤 동기로 발생되며 어떤 과정을 통해 성장하는가에 대해 Reiss는 사랑의 발달단계를 4단계로 나누었다.

즉, 친밀감 형성(rapport) 단계, 자기노출(self-revelation) 단계, 상호의존(mutual dependency) 단계, 개인욕구 충족(personal need fulfillment) 단계를 거친다고 하였다.

3) Goldstein의 사랑의 단계

Goldstein은 사랑의 단계를 '사랑에 빠지는 단계 falling in love', '실망하는 단계 disappointment', '수용하는 단계 acceptance'로 나누어 설명하였다.

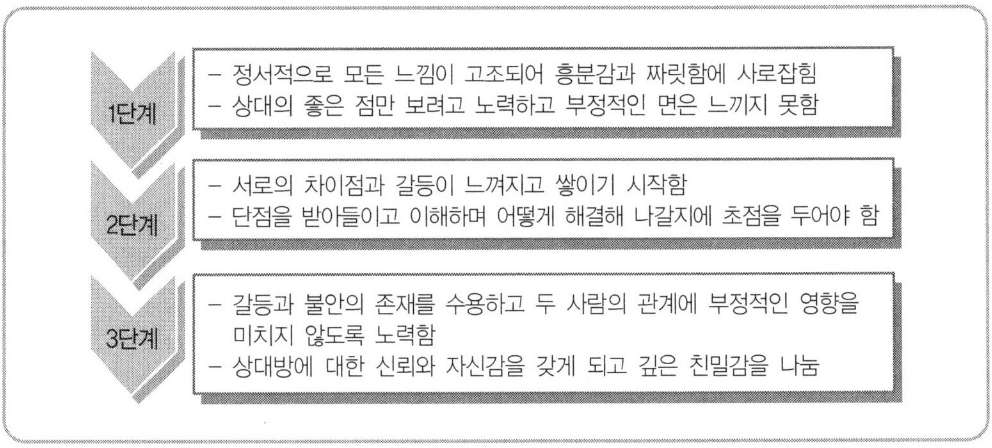

[그림 3-2] Goldstein의 사랑의 단계

4) Sternberg의 사랑의 삼각형이론

Sternberg의 '사랑의 삼각형 이론 Triangular Theory of Love'에 따르면 사랑은 친밀감, 열정, 헌신의 3가지 요소로 구성되어 있다고 하였다.

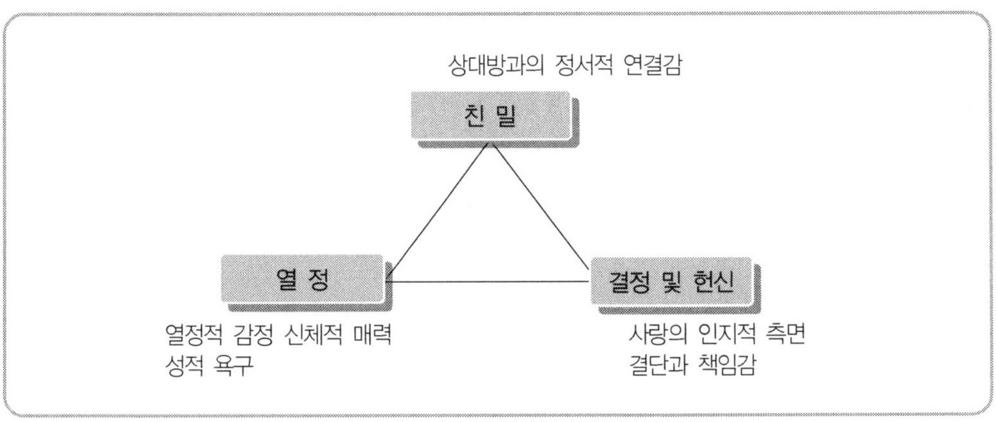

[그림 3-3] Sternberg의 사랑의 삼각형

3 결혼

1) 선택 : 결혼을 할 것인가, 말 것인가?

사랑이 결혼을 하게 되는 유일한 원인은 아니며 안정되고 친밀한 대화상대를 통해 외롭지 않은 삶을 보내지 않기 위함이며 4가지 역할이 수반된다. 배우자의 문제에 대해 충고나 자문을 하는 치료적 역할과 함께 여가활동 등을 하게 되는 오락적 역할, 성적 활동을 도덕적으로 승인하는 도덕적 역할, 경제적 역할 등이다.

2) 결혼 선택 시 고려사항 : 결혼을 선택할 경우 고려 사항은 다음과 같다.

① 상대방은 대체로 나의 의견이나 생각을 지지해 주는지?
② 결혼 후 성 역할에 대해서 같은 생각을 가지고 있는지?
③ 상대방은 대체로 내가 좋아하는 음식을 좋아하고 나와 취미가 유사한지?
④ 물질적인 가치관이 서로 다르지 않은지?
⑤ 부모와 관계가 나쁜 경우(상대방과 본인) 과연 두 사람의 결혼을 추진해야 하는지?
⑥ 두 사람의 결혼이 본인들의 의사 보다는 양가의 재산 정도, 사회적 지위 등의 영향에 의해 결정되지 않았는지?

결혼 전에는 사랑하면 모든 것이 문제가 되지 않는다고 생각하지만 결혼 후에는 이러한 문제가 그리 쉽게 해결되지 않는다. 그러므로 서로 유사한 신념, 태도, 가치를 가지고 있고 좋아하는 것이 비슷한 배우자를 선택하는 것을 우선 고려하여야 한다.

제 4 장

스트레스

제 4 장

스트레스

1 스트레스의 정의

스트레스는 '곤란', '역경' 등과 같은 의미로 사용이 된다. 물리학, 공학에서는 '힘', '압력', '물리적 긴장요인' 등의 의미로 쓰이는데 외적인 힘(Stress)에서 긴장(Strain)으로 과다한 스트레스에서 붕괴/영구적 손상의 개념으로 변화하였다.

Lazarus(1993)는 스트레스를 '인간이 심리적 혹은 신체적으로 감당하기 어려운 상황에 처했을 때 느끼는 불안과 위협의 감정'이라 정의하였으며 스트레스 인자가 스트레스로 다시 생리적 반응, 심리적 반응으로 표출된다고 하였다.

2 스트레스의 개념

스트레스에 대해서는 여러 심리학자들이 연구를 진행하였으며 스트레스 개념과 관련된 내용은 다음과 같다.

1) Selye

인간의 생물학적인 측면을 강조하였으며 신체에 가해지는 비특이적 반응을 스트레스라 하였다.

eustress는 스트레스가 유쾌하고 건강한 상태, distress는 스트레스가 불쾌하고 병리적인 상태를 의미한다.

스트레스는 어떤 요구에 대한 정신과 신체의 각성반응으로 내적이거나 환경적 요구가 개인이나 사회, 조직체계의 적응력을 넘어설 때 발생한다.

계속적 스트레스로 신체의 마모가 오고 그 결과 사망을 초래하며 높은 강도, 짧은 시간의 스트레스가 낮은 강도, 긴 시간 스트레스 보다 극복이 쉬우며 만성적이고 강도가 높은 스트레스는 영구적 악영향을 준다,

스트레스는 성격 유형, 사회적 생활여건과 인간관계에 따라 영향을 받는다.

일반적응증후군(지속적으로 스트레스에 노출되었을 때 신체에 발생하는 반응)에서 스트레스 상황하에 신체가 어떻게 반응하는지 경보기, 저항기, 탈진기의 3단계로 규명하였다.

① 경보기 : 신체가 아직 적응해 본적이 없는 자극에 노출되었을 때 대부분 신체 조직의 활동이 증가되는 단계

② 저항기 : 증상 유발없이 신체가 적응하는 단계

③ 탈진기 : 신체적응능력 즉, 에너지 고갈로 스트레스 증상 유발단계

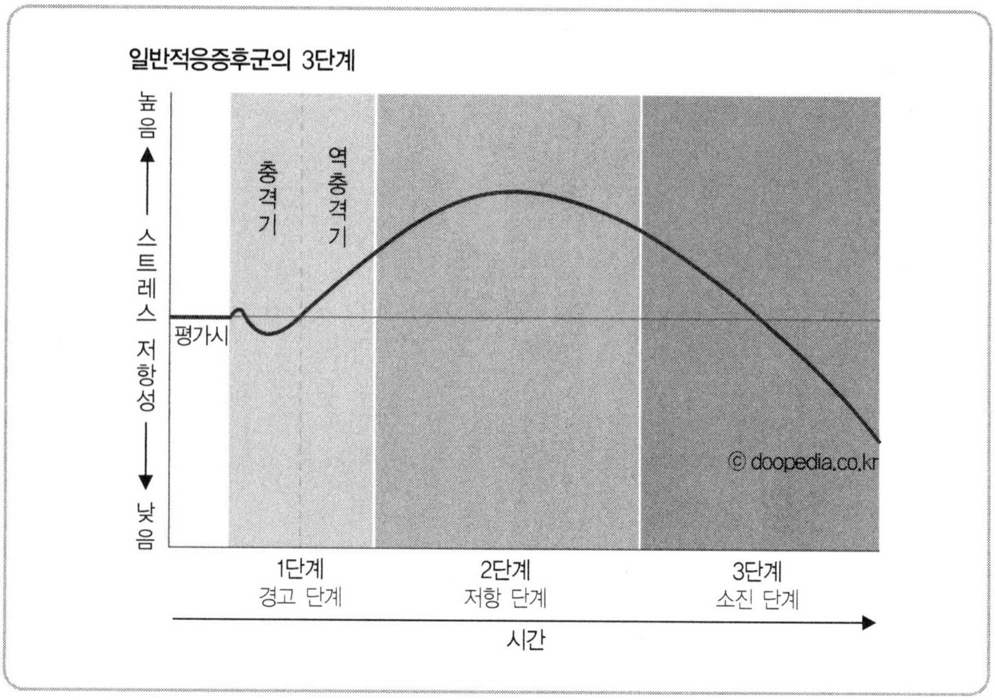

[그림 4-1] 일반적응증후군

출처 : https://blog.daum.net/

2) Cannon

미국의 생리학자 캐논(Canon)은 생명체의 생존을 위한 시스템을 연구하면서 스트레스라는 단어를 생리학적으로 사용했다. 그는 생명체가 스트레스를 받았을 때 생존수단으로 투쟁-도피 반응(Fight or Flight Response)을 한다는 것을 밝혔으며 이때 일어나는 생리적 균형(homeostasis)을 규명했다.

① '정서적 스트레스'라는 개념을 처음으로 사용

② 스트레스를 항상성 유지를 방해하는 기전으로 이해

③ 투쟁과 도피(Fight or Flight) 반응 개념으로 정리

3) Yerkes와 Dodson의 법칙

① 어느 정도까지는 스트레스가 증가 시 수행능력과 효율성이 증가

② 스트레스가 계속되면 수행능력과 효율성이 급속히 감소하며
③ 해로운 스트레스(Distress) 즉, 부정적인 측면이 존재

4) Kobasa의 스트레스를 잘 이겨내는 사람들의 특성

① 위협보다는 새로운 기회, 도전으로 생각
② 자신의 삶의 상태를 조절할 수 있다고 생각
③ 적극적이고 긍정적인 동기를 가지고 자신이 하는 모든 것에 만족
④ 열정적으로 최선을 다하는 삶의 열정
⑤ 3C : 도전(Challenge), 조절(control), 몰입(Commitmet)
　　+ Closeness(친밀한 대인관계와 사회적 지지)

5) 어떤 요구에 대한 정신과 신체의 각성반응

스트레스에 직면하게 되면 뇌에서 교감신경계가 활성화 되면서 Adrenaline, noradrenaline과 관련된 호르몬이 분비되면서 신체가 활동할 준비를 하게 된다.

6) 대처(Coping)

내적 요구와 환경적 요구 사이의 갈등이 대응능력을 초과하거나 부담이 될 때 해결하는 역동적 과정으로 스트레스를 일으키는 상황 또는 문제 그 자체를 변화시키는 방식인 문제 중심의 대처와 스트레스를 일으키는 상황이나 문제를 다루기보다는 그 상황에서 경험하는 정서적 반응을 조정하는 정서 중심의 대처로 나뉜다.

효과적인 대처방식은 규칙적인 운동, 긍정적 믿음, 문제해결능력, 의사소통기술, 사회적 지지, 물질적 지원, 지역사회 서비스 등의 대체자원 요구 등이다.

7) 스트레스에 대한 잘못된 믿음들

살아가면서 흔히 듣게 되는 스트레스에 대한 잘못된 믿음들은
① 모든 스트레스는 나쁘다.

② 스트레스 관리는 스트레스를 없애는 것이다.
③ 스트레스에 대해서는 할 수 있는 것이 아무 것도 없다.
④ 행복한 삶이란 스트레스 요인이 전혀 없는 상태이다.
⑤ 이 상황에서 벗어나기만 하면 스트레스는 없어질 것이다.
⑥ 신체적 운동은 스트레스를 대처하는데 에너지를 고갈시킨다.
⑦ 스트레스는 어른들에게만 영향을 준다.

3 스트레스 증상

스트레스의 증상으로는 신체적 증상, 심리적 증상, 정서적 증상으로 나뉜다.

1) 신체적 증상

심혈관계, 소화기계, 호흡기계, 비뇨생식기계, 신경계, 근골격계, 내분비계, 면역계, 피부계 등 전신에 영향을 미친다.

① 심혈관계 : 혈압상승, 혈중 콜레스테롤 상승, 부정맥, 협심증, 심근경색
② 소화기계 : 식욕부진, 구토, 과민성 대장증후군
③ 호흡기계 : 천식, 과호흡 등
④ 비뇨생식기계 : 빈뇨, 불규칙한 월경, 발기부전 등
⑤ 신경계 : 편두통, 긴장성 두통, 홍조, 발한, 뇌졸중 등
⑥ 근골격계 : 근육통, 관절염 등
⑦ 내분비계 : 당뇨, 갑상선기능항진증
⑧ 면역계 : 저항력 감소, 자가면역질환
⑨ 피부계 : 여드름, 두드러기, 습진, 탈모증 등

2) 심리적 증상

스트레스를 받으면 다음과 같은 심리적 증상이 나타난다.

① 스트레스 자극요인에 대한 두려움
② 자신에 대한 수치심, 분노
③ 불안, 공포
④ 변화에 대한 무력감, 절망감
⑤ 직장 및 가정생활에 대한 만족감 저하
⑥ 소진(burn out) 현상 - 신체적, 정신적으로 과다한 에너지 소모로 무기력해짐

3) 정서적 증상

정서적으로도 우울감, 죄책감 등 여러 가지 좋지 않은 증상이 발생한다.

① 우울감 : 상실감, 좌절감, 절망감 등의 다양한 감정과 행동 등을 포함하며 '슬픈 느낌'에서 '삶이 무의미하다'까지 다양한 범위로 나타남
② 죄책감 : 무언가 하지 말아야 할 일을 했거나 해야 할 일을 하지못한 느낌으로 나쁜 행동은 그 행동의 주체가 나쁜 사람임을 의미
③ 분노와 적대감 : 분노는 특정한 사람이나 어떤 것에 대한 강렬한 불쾌감으로 나타나고 적대감은 보다 전반적이며 적대, 대립 또는 사고나 원리에 있어서의 저항을 포함
④ 공포와 불안 : 현실적이며 위험에 대해 경각하게 하는 경고를 주는 공포의 형태와 비현실적이며 왜곡된 사고에서 불안이 생겨나기도 함
⑤ 낮은 자존감 : 낮은 자존감은 자신의 성취를 넘어서는 기대에서 기인하며 스트레스의 근원적인 원천. 낮은 자존감에 의한 스트레스는 일상생활에서도 사람들과의 상호작용을 왜곡
⑥ David Burns는 '소리없는 가정'에서 낮은 자존감을 표현
: 나는 늘 사람을 기쁘게 해 주어야 하고 모든 이들의 기대를 충족시켜야 하며 누가 나를 비판한다면 그건 내가 잘못되었다는 뜻이고 나는 기본적으로 결함투성이이고 다른 이들보다 열등하다. 나는 늘 완벽하려고 노력해야 한다.

4 스트레스 평가

1) 성격 유형

성격에 따라 동일한 스트레스 하에서도 다른 반응을 보이므로 성격 유형의 평가가 필요하다. 성격 유형은 A형과 B형으로 구분하며 대부분 A형과 B형을 함께 가지고 있다. 성격 유형에 따라 스트레스에 대한 대처도 상이하다.

A유형	B유형
일단 일을 시작하면 반드시 마친다.	일을 끝내지 않은 상태로 두는 것에 그다지 개의치 않는다.
약속에 결코 늦지 않는다.	침착하고 서두르지 않는다.
매우 경쟁적이다.	경쟁적이지 않다.
항상 서두른다.	재촉을 받고 있을 때도 서두르지 않는다.
언제나 전력을 다해 일에 임한다.	일을 쉽게 처리한다.

2) 신체적, 심리적 스트레스 평가(4항목 이상 해당될 경우 심각한 스트레스 상태임)

신체적 증상	
• 숨이 막힌다. • 목이나 입이 마른다. • 불면증이 있다. • 편두통이 있다. • 눈이 쉽게 피로해진다.	• 어깨나 목이 자주 결린다. • 식욕이 떨어진다. • 변비나 설사를 한다. • 신체가 나른하고 쉽게 피로를 느낀다.

3) 생활사건 스트레스 평가

심리적 증상	
• 언제나 초조해하는 편이다. • 흥분이나 화를 잘 낸다. • 집중력이 저하되고 인내력이 없어진다. • 건망증이 심하다. • 우울하고 기분이 침울해지기 쉽다.	• 뭔가를 하는 것이 귀찮다. • 매사 의심이 많고 망설이는 편이다. • 하는 일에 자신이 없고 쉽게 포기하곤 한다. • 뭔가 하지 않으면 진정할 수 없다. • 성급한 판단을 내리는 경우가 많다.

5 스트레스 관리

1) 대처와 문제해결

수용과 행동 사이의 균형을 찾고 그냥 내버려 두어야 할 것과 조절해야 할 것 사이의 균형을 찾는 기술이다. 미루기, 즉각적인 실행, 득실 고려하기, 이완, 긍정적 문구, 사회적 지지, 영적인 믿음, 감정 정화, 일기쓰기, 수용 등의 방법이 있다. 이 중에서 직접적으로 행동할 수 있는 상황에서는 미루기, 이완, 유머, 수용이 효과적이며, 즉각적으로 반응할 필요가 있는 경우에는 미루기는 효과적이지 못하다. 따라서 일관된 스타일을 사용하는 것보다는 자신에게 적합한 스타일을 찾아보는 것이 좋다.

2) 스트레스 관리에 대한 원리

효율적인 스트레스 관리를 위해서는 다음의 원리를 활용하는 것이 중요하다.

① 개인의 책임감

② 포괄적 : 운동, 명상, 휴식, 취미생활

③ 점진주의 : 인내심을 가지고 서서히 관리

④ 균형 : 일과 휴식, 긴장과 평안

⑤ 리듬 : 스트레스 리듬을 조절

⑥ 인식 : 스트레스에 대한 이해(eustress, distress)

⑦ 행동 : 인식과 함께 행동

⑧ 실험적 : 자신에 맞는 스트레스 조절 방법 추구

⑨ 이기적 이타주의 : 자신 뿐만 아니라 타인도 사랑

3) 스트레스를 성공적으로 조절하기 위한 조언

스트레스를 성공적으로 조절하기 위해서는 현실적이어야 하며, 수퍼맨 또는 수퍼우먼의 충동을 버려야 하고, 명상을 자주 하고, 마음속에 그림을 그려보며, 한번에 한 가지 일을 하고, 규칙적인 운동을 하고, 취미를 갖고, 건강한 생활습관을 가져야 하며, 자신의 감정을 다른 사람과 함께 나누며, 가끔 양보하고 융통성을 가져야 한다.

제 5 장

흡연

제 5 장

흡 연

1 흡연 실태

세계적으로 매년 3백 50만명이 흡연과 관련된 질병으로 인해 사망하고 있으며 WHO에서는 2020년 매년 1천만명이 희생될 것으로 전망하고 있다. 흡연자는 비흡연자에 비해 수명이 10~15년 단축되며, 청소년 시기의 흡연은 성숙되지 않은 세포나 조직에 영향을 주어 건강에 심각하게 나쁜 영향을 주게 된다. 소년 시기의 흡연은 정신 건강에 해로워 사회적 차원의 문제로 파급될 수 있다.

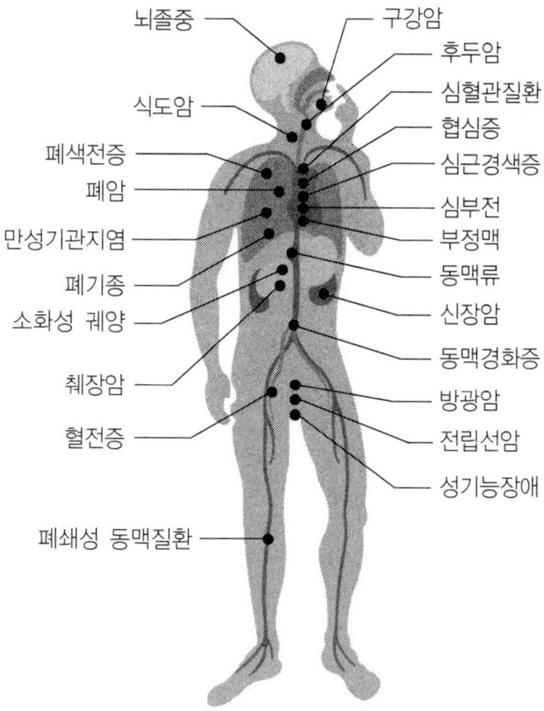

[그림 5-1] 흡연으로 인한 질병발생

출처 : https://blog.daum.net/

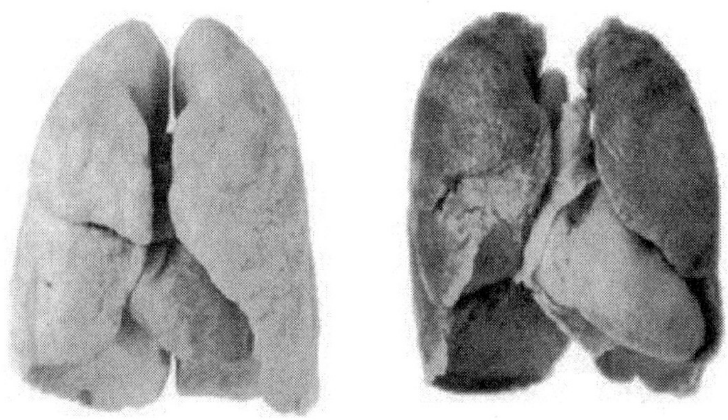

[그림 5-2] 비흡연자의 폐 VS 흡연자의 폐

출처 : https://www.thepaper.cn/

2 흡연 역사

최초의 흡연은 아메리카 인디언인 마야족으로 밝혀졌으며 콜롬부스가 아메리카 발견 후 1497년 유럽에 소개하여 전세계로 확산되었으며 우리나라는 조선 광해군 10년(1618년) 중국으로부터 도입되었다.

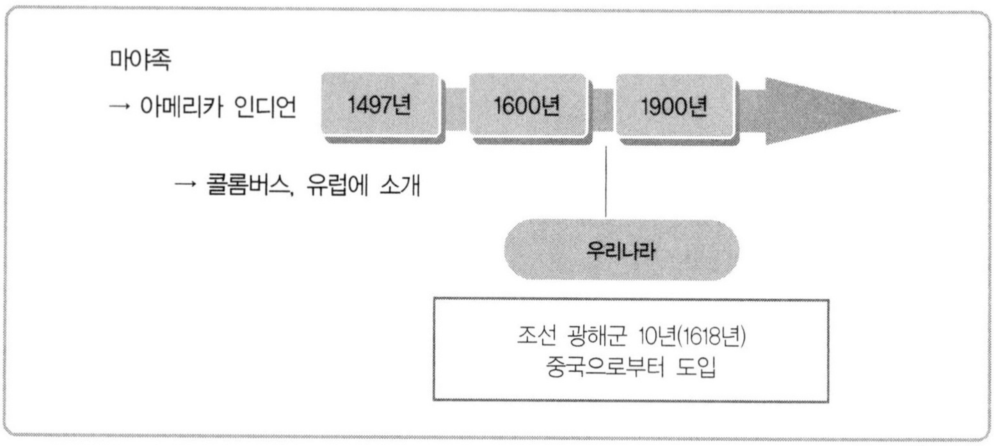

[그림 5-3] 흡연 역사

3 담배의 유독 성분

담배 1개비에는 1천여종의 화학물질과 10만종 이상의 알려지지 않은 물질들이 존재한다. 주성분인 니코틴과 타르를 비롯하여 일산화탄소, 황화수소, 암모니아 등 30여종의 화학물질은 암 등 각종 질병을 유발하고 인체에 치명적인 해독을 가하는 유독성분인 것으로 밝혀졌다.

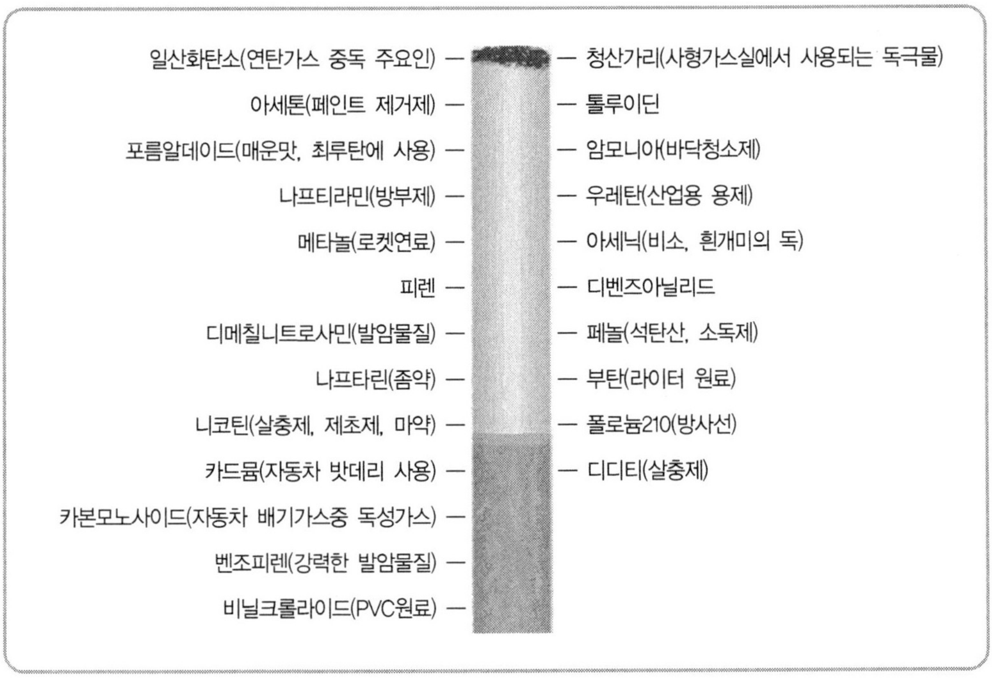

[그림 5-4] 담배의 유독 성분

출처 : https://blog.naver.com/

1) 니코틴

중추신경계와 말초신경계를 지극하여 여러 가지 형태의 생리적 변화를 일으키며 아편과 같은 수준의 습관성 중독을 일으키는 마약성 물질이다. 세르토닌, 뇌하수체 호르몬, 항이뇨 호르몬 등과 같은 호르몬과 여러 종류의 신경 전달물질의 양이 증가하며, 니코틴 분비를 촉진시키는 호르몬은 대부분 스트레스성 자극에 대해 신체가 반응할 때 분비되는 호르몬이다.

2) 일산화탄소

혈액소의 10% 정도가 탄소성으로 변환되어 산소 공급력의 저하 및 혈액순환의 감소를 야기한다. 심장발작과 산모의 경우 저체중아나 신생아 생존율 감소의 원인이 된다.

3) 타르

각종 암을 유발하며 암세포를 성장시키는 역할을 하며 폐기종을 일으키는 인자이다.

4 흡연과 질병

1) 암

Fielding(1992)에 의하면 폐암 사망률의 80~85%가 흡연과 연관이 있으며 흡연으로 인한 폐암, 식도암, 췌장암, 간암, 구강암, 후두암, 방광암, 담도암, 위암, 신장암 등도 흡연으로 인해 유발되는 것으로 밝혀졌다.

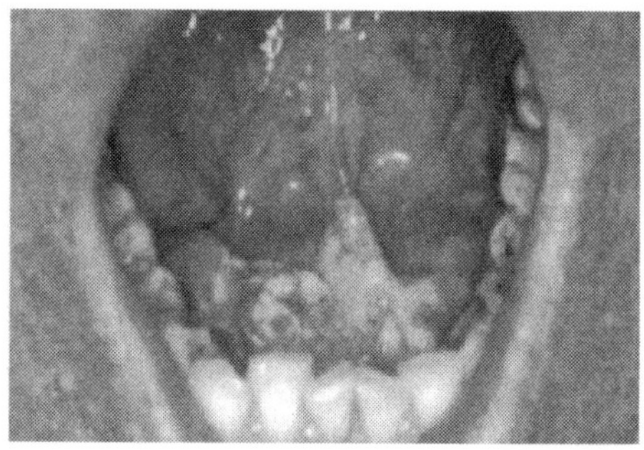

[그림 5-5] 후두암, 구강암
출처 : https://cri.snu.ac.kr/

2) 질병

흡연으로 인한 질병은 크게 순환기계 질환, 호흡기계 질환, 소화기계 질환, 임산부 질환 등으로 나누어 볼 수 있다.

(1) 순환기계 질환

① 관상동맥 질환 사망자의 30~40%가 흡연을 원인으로 사망하며
② 니코틴이 혈관을 수축시켜 혈압을 높이고 전신의 말초혈관에 동맥경화성병변을 일으켜 말초혈관폐쇄성 질환을 일으키고
③ 여성의 경우 경구피임제를 복용하면서 흡연 시 심근경색증과 혈전증을 일으킬 위험성이 높다.

(2) 호흡기계 질환

① 만성기관지염, 인두염, 편도염, 기관지천식 등 질환도 흡연의 원인으로 발생하며
② 가래가 많이 생기고 세균감염에 대한 방어력이 저하되며
③ 흡연자의 경우 기관지의 기도저항이 커져서 공기가 잘 통하지 않고 폐포에 산소 공급이 잘되지 않아 저산소 혈압을 일으킬 수 있다.

(3) 소화기계 질환

① 소화불량과 변비증을 유발
② 만성장염과 간질환을 유발
③ 위궤양과 십이지장궤양의 원인이 되거나 증세가 악화
④ 위궤양의 경우 동일한 흡연자 일지라도 남자가 여자보다 질병 발생률이 높으며 흡연량, 연수 등에 따라 궤양의 발생빈도가 다르다.

(4) 임산부

① 조산아를 낳을 확률이 높으며
② 임신 초기에는 자연유산의 비율이 높고
③ 출산 후 신생아의 돌연사 확률이 높으며
④ 아기들이 만성적 저산소증으로 저능아가 될 수 있으며
⑤ 기형아로 태어날 확률이 2~3배 높으며
⑥ 해산한 임산부가 지속적인 흡연 시 모유에도 니코틴이 함유되어 발육에 영향을 끼치게 된다.

3) 기타 피해

기타 피해로는 간접흡연(수동적 흡연)과 주류연, 부류연 등이 있다.

(1) 간접흡연(수동적 흡연)

타인이 피는 담배연기에 의해 원하지 않음에도 불구하고 담배연기를 마시게 되는

것을 말하며, 가장 유독한 환경오염물질 취급을 하여야 한다. 일반적으로 간접흡연은 발암성 오염물질보다 100배 위험하며 발암성 식품보다 10,000배 더 위험하다.

간접흡연의 피해 장소는 베란다, 화장실, 현관 출입구 순으로 나타나고 있다(그림 5-6).

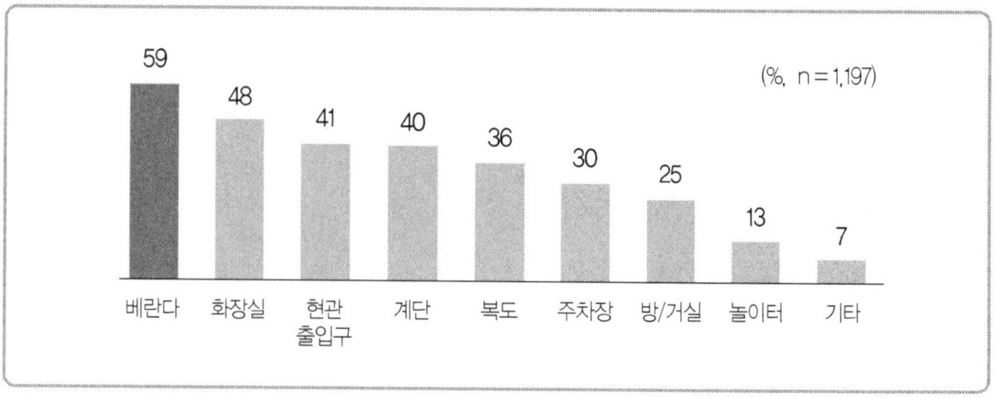

[그림 5-6] 간접흡연 피해 장소

출처 : 서울경제

(2) 주류연과 부류연

주류연은 흡연자가 들이마셨다 내뿜는 담배연기로 15%를 차지하며 부류연은 담배가 자연연소될 때 나는 연기로 85%를 차지하여 부류연이 주류연보다 더 위험하다.

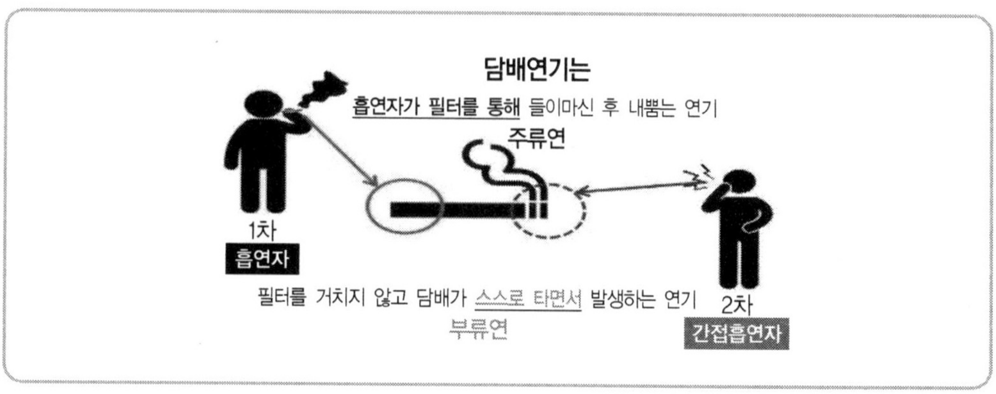

[그림 5-7] 주류연, 부류연

출처 : https://blogfiles.pstatic.net/

4) 정부의 조치

정부는 1995년 국민건강증진법 제정을 통해

① 흡연장소의 제한 및 흡연 경고문 표기

② 판촉 활동의 제한

③ 자동판매기 설치 제한

④ 금연지역 지정 및 관리

⑤ 19세 미만인 사람들에게 담배 판매금지

5 흡연과 사회적 환경

흡연에 있어서 청소년 흡연의 심각성은 날로 증대되고 있으며 이에 대한 대책이 시급하다.

1) 청소년 흡연

청소년은 또래 친구나 부모와 같은 의미있는 대중이나 타인에게 영향을 받으며 독립적인 자아를 정립하기 위한 노력으로 인생의 전환기에 속하며 친구와 같은 동료집단과 강한 연대감 확보를 위한 사회 심리적 욕구가 흡연으로 인해 충족되는 것으로 생각을 하게 된다.

또한 성인이 되는 하나의 통과의식(rite of passage)으로 여기며 성인들의 권위에 대한 도전적 의미로 생각하는 경향이 높다.

2) 보건학적 입장에서의 청소년 흡연

흡연은 음주와 함께 다른 약물 사용이나 약물중독에 이르게 되는 관문의 역할로 청소년 흡연예방 대책은 파급효과가 커진다. 청소년들의 흡연 기간은 성인보다 짧기 때문에 흡연이 습관성, 중독성으로 발전하기 전이라 성인보다 쉽게 금연을 실천할

수 있다.

3) 청소년 흡연에 대한 대안

① 건강, 학교생활, 부모-자식 관계 등, 포괄적인 맥락에서 금연 취급
② 담배를 피우지 않으므로 가질 수 있는 장점 즉, 흡연 중독자가 가질 수 없는 자유, 해방감, 독립성 같은 것을 강조
③ 담배를 피우지 않아도 친구로부터 따돌림 받지 않게 됨을 강조
④ 흡연을 대신해 줄 수 있는 바람직한 대안 즉, 운동, 음악 등과 같은 것을 강조
⑤ 흡연 때문에 감당할 불이익 내지는 위험 보다는 금연이라는 절제를 통해 얻을 여러 혜택을 강조

4) 흡연을 지속시키는 사회적 요인을 살펴보면

흡연은 신체적 또는 심리적으로 중독된 행동이나 흡연이 긴장해소, 정신집중, 졸리지 않게 되며 일에 생산성을 높이는 것으로 믿고 있다. 또한 담배를 좋은 친구와 같은 것으로 인식하고 담배를 권하는 것은 하나의 사교 예절로 생각한다.

6 금연

금연을 위한 방법으로 혐오치료 등의 여러 가지 방법들이 있다.

1) 혐오치료

짧은 시간 안에 담배를 많이 피우고 담배 연기도 깊게 들이쉬게 하는 등의 기법을 사용하여 담배에 대한 혐오감이 흡연자 자신에게 저절로 들도록 하게 한다.

2) 자극 통제

심장질환이나 기타 호흡기 기능이 원만하지 않은 사람에게는 주변 환경에 있는 촉진 자극에 의하여 통제된다는 가정하에 금연 실천여부에 따른 금전적인 보상이나 처벌이 따르는 방법을 통해 통제한다.

3) 대체 흡연

물을 마시거나 과일을 먹거나 껌을 씹는 등 대체제를 사용하고 운동을 하거나 금연지역에서 가능한 많은 시간을 보내게 하며 식후 구강세제를 사용하는 대체 행동으로 담배를 줄여가는 방법이 있다.

4) 지역사회에서 전략수립 시 고려사항

흡연이 건강에 미치는 부정적인 결과에 대한 지속적 계몽으로 인식변화를 모색하고 흡연이 모든 사람에게 행하는 정상적인 행동이 아니라는 것을 인식할 분위기를 조성한다. 또한 금연정책이 이루어지도록 중앙정부 또는 지방정부에 영향력을 행사하며 대중 매체를 통한 금연광고를 확대한다.

5) 금연 유혹에서 벗어나는 방법(5D)

① Delay
② Deep Breathing
③ Drink Water
④ Do Something
⑤ Declare

제6장

음주

제 6 장

음주

술은 적당히 마시면 약이고 지나치면 독이다. 술은 중독성이 강하고 장시간 인체에 심각한 부작용이 나타나기 때문에 일부 국가에서는 약물로 분류하기도 한다.

소화능력 이상으로 술을 마셔야 하는 사회적 영향이 있지만 이것을 극복할 수 있는 사회적 기술 습득을 통한 활용이 필요하다. 술은 음식이 귀하던 시대에는 에너지 공급원의 역할을 하였으며 마취제, 진정제 등 약리적 효과가 있으나 많이 마시거나 남용하면 개인의 심신과 사회의 예상치 못한 결과를 초래할 수 있다.

1 음주의 영향

음주는 인간의 행동이나 인지능력을 변화시켜 자동차 사고뿐만 아니라 화재, 해상사고 및 추락사에도 높은 관련이 있다. 대뇌의 작용이 둔해지며 판단능력과

대처능력이 떨어지게 하며 폭력이나 범죄에 관계될 위험을 높이게 되며 음주가 성폭력을 촉발시키는 역할을 하는 것으로 알려져 있다.

간경변, 간암 등의 발생의 위험요인이며 식도암, 고혈압, 교통사고, 자살 및 타살의 주요 원인으로 작용하며 위장, 췌장질환, 정신장애, 자연유산 등의 질병과 높은 연관성을 가져 각종 질병을 일으키는 데 관련이 있다.

2 음주의 동기

음주는 여러 가지 동기에 의해 이루어진다.

1) 생물학적 요인

유전적인 술 체질로서 술을 잘 마실 수 있는 체질을 타고 나서 술을 즐기다 보면 알코올 중독자가 될 수도 있다.

2) 심리적 요인

긍정적 보상으로 긍정적인 면도 있지만 부정적인 면도 크고 예측불가능하다.

3) 스트레스 해소

술을 마셔서 스트레스를 풀어야 하는 경우 소량의 술을 마심으로써 스트레스를 해소할 수 있다.

4) 사회적 요인

사회적 영향, 사회적인 믿음으로 동료들의 권유, 부모로부터의 학습, 일상으로부터의 탈출을 위하여 음주를 하는 경우가 있다.

5) 문화적 요인

① 문화에 따라 음주는 상징적인 의미를 갖는다. 특정 계층만 음주하는 사회는 사회적 지위를 상징하고, 성인 남자만 음주하는 사회는 성인 남자가 누리는 혜택이라는 의미를 가지며 북한사회에서의 양주는 권력핵심부의 사람들을 상징하기도 한다.

② 소속 사회집단의 규범에 따라 음주를 하는데 유태인의 경우 술을 마시긴 하나 과음하지 못하며 반면 미국의 경우는 뚜렷한 규범이 없어 알코올 중독자가 많다.

③ 직장의 업무추진의 하나로 조장되거나 특정의 직업을 가졌기 때문에 음주를 하는 경우도 문화적 요인으로 볼 수 있다.

3 문제 음주

알코올 남용이나 알코올 의존에 의해 문제음주가 발생되며 나라마다 안전음주를 위한 지침을 마련하고 있다.

1) 알코올 남용

알코올의 병적 남용과 사회생활 및 직업기능의 장애가 있는 경우이다.

2) 알코올 의존

알코올 남용에 알코올 내성이 생기거나 금단현상 등이 발생하는 경우이다.

알코올 내성이란 바라는 음주효과를 얻기 위해 필요한 알코올의 양이 현저히 증가하였거나 전과 같은 음주량으로는 현저히 줄어든 효과밖에 얻지 못하는 경우를 말한다.

알코올 금단현상이란 며칠 이상 과음한 뒤 술을 끊거나 주량을 줄일 때 몇 시간 내에

양손, 혀, 눈꺼풀이 심하게 떨리며 구역과 구토, 전신 무력감이나 피곤, 자율신경계 항진현상, 불안, 우울한 기분이나 초조, 기립성 저혈압과 같은 증상이 나타나는 경우를 말한다.

3) 안전 음주

가장 올바른 음주법은 부정적인 효과를 최소화시키면서 긍정적인 효과를 최대로 할 수 있는 음주이다.

(1) 안전음주를 위한 지침

매일 술을 마시는 경우 알코올이 남자는 40g, 여자의 경우는 20g이 넘지 않도록 하고 임신 중에는 완전히 금주하는 것이 바람직하며 운전을 해야 하는 사람, 위험한 상황에서 작업해야 하는 사람은 절대 금주를 하여야 하며 조금이라도 조심을 요하는 상황이라면 절대금주가 필요하다.

(2) 도로교통법

2019년 6월 25일 기준

구분	내용
음주운전 정지 기준	혈중알코올농도 0.03~0.08% 미만
음주운전 취소 기준	혈중알코올농도 0.08% 이상
음주운전 적발 기준	음주운전 2회 이상 적발: 징역 2~5년 및 벌금 1000~2000만원
음주운전 사망사고	최고 무기징역 최저 3년 이상 징역
면허취득시 면허 재 취득 제한기간	3년 적용 기준: 2회 이상

[그림 6-1] 도로교통법

출처: https://blancd.tistory.com/

4 알코올 의존

의존이란 정신적 혹은 신체적으로 괴로운 상태에 빠졌을 때 어떤 물질을 복용해서 그 고통을 부드럽게 하려고 하는 상태이다. 어떤 물질은 고통을 부드럽게 하는 효과를 갖지만 한번 그 물질을 체험하면 똑 같은 체험을 반복하고 싶은 유혹을 일으키는 성질을 갖고 있다(의존 물질의 특징).

의존 물질 중에 옛날부터 인간과 친숙한 물질은 술, 알코올이며 산업화 이후 많은 사람들이 도시로 이주하면서 그들을 기다리고 있었던 것은 가혹한 노동조건과 가난한 생활환경의 혹독함이었는데 알코올 음용에 의해서 심리적 혹은 신체적으로 혹독한 현실을 잊기 위해 음주에 빠져 결국 알코올 중독자가 출현하게 되었다.

국제질병분류에 의하면 알코올 의존증은 알코올 섭취 결과 일어나는 정신적 및 신체적 증상이라 정의하고 있다.

1) 알코올 의존의 특징

알코올의 정신적 효과를 체험하는 목적으로 때로는 알코올 이탈시의 불쾌를 피하기 위해 음용하는 상태로 지속적 혹은 주기적으로 알코올을 섭취하려고 하는 강박증상이 나타나며 정신의존에서 시작되나 소위 금단증상, 이탈증상의 발견 등 신체의존으로 이행되며 알코올 음주습관이 성인 남성에서 성인 여성으로 넓혀져 가는 경향이 있고 회합 등 어떤 기회가 있을 때 마시는 기회 음주자와 거의 매일 음주를 하는 상습 음주자로 분류가 된다.

혼자 상습적으로 음주하는 경우가 더욱 문제가 크고 병적인 의존자로 빠지는 위험성이 높으며 미성년자가 술을 마시지 않도록 하는 환경을 만드는 것과 알코올 의존자가 생기지 않는 음주습관을 갖게 하는 사회교육이 중요하다.

2) 알코올 의존의 치료

알코올 의존의 치료를 위해서는 다음의 여러 가지 방법들이 있다.

① 전문가의 도움을 받는다.

② 약물치료, 정신・심리치료, 재활치료, 상담치료, 가족치료, 행동치료 등을 받는다.

③ 환자에 따라 여러 가지 방법을 혼용한다.

④ 정신병원이나 일반병원에 입원하여 치료를 받는다.

⑤ 자생단체의 도움을 통한 치료를 받는다.

⑥ 셀프헬프 그룹 : 알코올 중독에서 탈피한 사람이 옛날의 자신과 같은 고민을 가지고 있는 사람을 돕고 본인 스스로도 금주의 맹세를 새롭게 하고자 하는 조직으로 서로를 도와 유지하는 집단활동이며 익명의 '알코올 의존자 모임(AA)'은 미국에서 탄생한 셀프헬프 그룹이다.

5 알코올 중독

알코올 중독이란 지속적이고 반복적인 과도한 음주로 인해 신체적, 정신적, 사회적 기능이 손상되는 만성질환을 말하고 알코올 남용은 음주로 인한 사회적, 법적 문제를 야기시키며, 알코올 의존은 알코올의 장기적 약리적 효과로 인한 개인의 생리적인 변화와 기능장애를 말한다.

알코올 중독은 유전적 요인이 60%, 환경적 요인이 40%를 차지한다.

알코올 중독의 증상으로는 신체적 손상, 신경정신과적 문제, 성격의 변화, 사회 직업적 문제로 나눌 수 있다.

① 신체적 손상 : 간 손상, 신경손상, 심장질환, 위장장애, 당뇨병, 암 등의 원인이 되며 영양결핍과 성기능 장애를 가져온다. 임신 중 여성은 태아발달 장애를 일으켜 기형아를 출산할 확률이 높고 음주 후 사고로 인한 외상 가능성도 높다.

② 신경 정신과적 문제 : 알코올 금단 증상, 치매, 간질환, 불안장애, 우울증 등을 유발한다.

③ 성격의 변화 : 긴장, 초조, 방어적, 질투 등 다른 사람과 어울림이 힘들며 두려움이 많고 정직하지 못하며 원한과 분노로 갑자기 화를 내거나 폭력을

휘두르기도 하며 좌절을 견디는 능력과 현실을 받아들이는 능력이 부족해진다. 술이 깬 후에는 심한 자기 연민에 빠지며 자신의 잘못에 대한 합리화와 부정 및 다른 사람의 충고나 비판을 잘 받아들이지 못한다.

④ 사회 직업적 문제 : 알코올 중독으로 인한 가정폭력, 이혼, 직장해고 등으로 경제적 파탄을 불러올 수 있다.

1) 진단 / 검사

알코올 중독은 DSM-IV-TR 검사를 통해 지난 12개월 동안 다음 증상 중 3가지 이상이 해당될 때 알코올 중독으로 진단된다.

① 내성, 즉 처음보다 마시는 양이 증가한다.
② 술기운이 떨어지면 불안, 불면, 손 떨림 및 환각 등을 경험한다.
③ 의도보다 더 많은 양을 장기간 음주한다.
④ 금주 시도를 했지만 실패한다.
⑤ 술을 얻기 위해 많은 노력과 시간을 할애한다.
⑥ 음주로 인하여 평소 즐겨하던 활동들에 지장을 받는다.
⑦ 음주로 인하여 분명히 심각한 문제가 발생한다는 것을 알면서도 지속적으로 음주를 한다.

2) 치료

입원을 통해 영양과 수액을 충분히 공급하고 비타민 B 복합제를 투여하는 등 해독치료(Detoxification)를 시행하는데 이는 급성중독이 심하거나 금단증상이 있을 때, 치료 조기에 술로 인한 영양의 불균형 시 영양부족 상태를 회복하기 위하여 시행하는 치료방법이다.

3) 특징

알코올 중독은 진행성 질병으로 내성이 증가하며 알코올 중독은 퇴행성 질병으로

사회적, 신체적 기능이 저하되며 알코올 중독은 마음의 병으로 내면에 가지고 있는 감정의 문제를 일으키며 알코올 중독은 가족의 병으로 가족들 또한 심리적, 신체적, 경제적 고통을 받게 된다.

제 7 장

약물

제 7 장

약 물

1 인류에 영향을 준 대표적인 약물

1) 제르튀르너 Fredrich Serturner(1804년) : 모르핀(인간이 역사상 최초로 분리한 효과적인 약물이다)
2) 루이 파스퇴르 Louis Pasteur(1885년) : 광견병 예방 접종약
3) 에밀 베링 Emil von Behring(1890년) : 디프테리아 항독소
4) 파울 에일리히 Ehrich(1910년) : 살바르산 606호(수면병과 매독의 치료)
5) 게르하르트 도마크 Gerhard Domagk(1935년) : 프론트실(포도상 구균 등 세균 감염에 효과적)
6) 알렉산더 플레밍 Alexander Fleming(1928년) : 페니실린(감염병 치료에 새로운 전기를 마련)
7) 클로로프로 마진(1952년) : 최초의 항정신병약

2 약물의 작용

약은 인체 내에서 자연적으로 생산되는 화학물질과 물리적으로 유사하다. 약물은 화학적 특성과 사용목적에 따라 정제, 주사제, 트로키제, 분무제, 좌제 및 연고 등의 다양한 제제로 구성되며 대부분의 약물은 흡수되면 혈액 속으로 운반되어 특정 부위의 약물 수용체와 결합하여 기대하는 효과를 나타낸다.

3 약물 영향 요인

약물은 하기의 요인에 따라 영향을 받는다.

1) 약물의 화학적 성질
   예) 아스피린 : 프로스타글란딘합성 억제로 진통, 해열, 소염 작용을 한다.
2) 복용하는 사람의 연령이 증가하면 약물 대사속도는 느려진다.
3) 건강상태에 따라 약물 대사속도가 달라진다.
4) 투여하는 약물의 종류
   예) 아스피린을 항응고제와 함께 투여시 출혈 야기
5) 함께 섭취하는 식품
   예) 제산제는 우유제품과 테라마이신을 함께 투여하면 항균작용이 떨어진다.

4 약물의 부작용

특정질병에 대하여 치료목적으로 투여한 약이 원하지 않는 효과를 나타내는 경우 약물의 부작용이라 한다. 1961년 진정, 수면 작용을 유도하는 약으로 알려진 탈리도

마이드를 복용한 임산부들이 사지가 없는 기형아를 출산하였고 1970년에 유산 방지를 위해 디에틸스틸베스트롤을 투여한 사람에게서 태어난 여아가 사춘기에 생식기 기형과 자궁경부 및 세포질암이 발생한 사례가 대표적인 약물의 부작용 사례이다. 약물 부작용에는 약물 남용과 약물 오용이 있다.

1) 약물 남용(abuse)

약물을 의학 외적인 목적으로 과다하거나 부적절하게 습관적으로 사용하는 행위를 말한다.

2) 약물 오용(misuse)

약물을 잘못 사용하여 부작용이 일어나는 현상을 말한다. 대표적 사례가 노년기의 약물 오용이다. 노인들은 약에 민감하기 때문에 원하는 약리효과를 얻고 부작용을 최소화하기 위하여 상용량 보다 적은 용량을 투여하는 경향이 있고 자가처방에 의존하거나 알코올과 함께 복용하는 경우가 많으며 지시된 양보다 적은 약을 복용하여 병세가 악화되는 경우가 많다. 여러 가지 약을 복용하는 경우가 많은데 약물끼리 서로 상호작용하여 예기치 않은 부작용이나 독작용을 일으킬 수 있다.

3) 약물 부작용은 제1형과 제2형으로 분류된다.

(1) 제1형

① 예측 가능하고 증상이 덜 심각한 반응이 일어나는 경우
② 상용량보다 많이 투여하는 경우
③ 상용량을 복용하였으나 약물의 대사나 배설이 더딘 경우
④ 상용량에 일반인보다 과민하게 반응하는 경우로 투여량을 줄이거나 투여를 중지하여야 한다.

(2) 제2형

① 약의 용량과 관계없으며 예측 불가능하고 상태가 심각

② 약물 특이 체질이나 과민한 면역반응에 의해 발생

③ 선천적인 인산탈수소효소결핍증(Glucose-6-phosphate dehydrogenase deflciency)
예) 페니실린을 투여하여 아나필락시스 쇼크를 일으키는 과민반응 등

5 진통제

진통제는 마약성 진통제와 비마약성 진통제, 보조 진통제로 나뉜다.

1) 마약성 진통제

- 모르핀(morphine) : 아편으로부터 추출된 약제로서 강력한 진통효과가 있으며 돌발성 통증에 효과적이고 서방정이므로 나눠 먹거나 갈아서 씹어 먹으면 안되며 1회 복용으로 8~12시간 약효가 지속된다.
- 코데인(codein) : 기침억제 사용으로 흡수된 코데인 중 약 10%는 모르핀으로 변환이 된다.
- 트라마돌(tramadol) : 주사제로서 50mg, 100mg이 있으며 경구용 제제로 Norepinephrine, Serotonin 농도에 영향을 주고 신경증 통증에 효과가 있다.
- 옥시코돈(oxycodone) : 모르핀 서방정에 비해 더 빨리 작용하고 부작용이 적으며 서방정이므로 나눠먹거나 갈아서 씹어먹으면 안되며 1회 복용으로 12시간 약효가 지속되며 작용시간이 빠르고 효과가 강하다.
- 펜타닐(fentanyl) : 붙이는 진통제이고 3일간 약효가 지속되며 피부를 통해 서서히 흡수되어 일정한 혈중농도를 유지하도록 만든 제재로서 모든 환자에게 사용가능하고 사용이 편리하다.

(1) 사용원칙

심한 통증에 단독 혹은 비마약성 진통제와 함께 사용을 원칙으로 한다.

장점으로는 진통효과가 강하고 천정효과가 없으며 단점으로는 내성과 신체적 의존이 올 수 있고 구역질, 변비, 구강건조, 발한, 가려움증, 졸음, 의식혼탁, 호흡억제 등의 부작용이 발생할 수 있다.

천정효과(ceiling effect)란 진통제와 같은 약물의 경우 일정량까지는 고통이 감소하는 정도가 증가하지만 일정량에 도달하면 투여량을 늘려도 더 이상 진통효과가 늘어나지 않는 현상을 말한다.

(2) 부작용

중독, 내성, 신체적 의존성 등을 주요 부작용으로 들 수 있다.

① 중독 : 약물에 대한 심리적인 의존상태로 유해성에도 불구하고 강박적이고 지속적으로 약물을 사용하는 현상이며 마약성 진통제를 사용하는 것이 중독을 야기할 수 있다는 일반적인 생각은 적절한 통증 조절을 방해하는 잘못된 믿음이다.

② 내성 : 시간이 지남에 따라 주어진 약물의 효과가 감소하는 것으로 마약성 진통제를 지속적으로 사용할 때 진통제에 대한 내성은 임상적으로 크게 중요하지 않으며 약물 사용량이 증가할 때에는 질병이 악화되는 것을 의심하여야 한다.

③ 신체적 의존성 : 외부에서 주어지는 마약성 진통제가 있을 때 나타나는 신경 생리적인 변화의 결과로 신체적 의존이 생긴 후 마약성 진통제를 끊는 것은 일시적인 금단증상을 야기할 수 있으며 마약성 진통제는 중독과 관련된 심리적인 의존을 일으키지 않는다.

부작용을 적절히 관리하지 않으면 진통제 중단 원인이 될 수 있는데 흔한 증상으로는 변비, 입마름, 구역, 구토, 진정, 발한 등이며 드문 증상으로는 환각/불쾌감, 섬망, 경련, 가려움증, 두드러기, 호흡억제, 배뇨곤란 등이 나타날 수 있다.

2) 비마약성 진통제

비스테로이드성 소염진통제(NSAIDS), 아세트아미노펜(Acetaminophen), 부루펜

(ibuprofen), 아나프록스(Anaproxen) 등이 있다. 최대 투여량 이상으로도 조절되지 않으면 마약성 진통제를 사용하여야 한다. 장점으로는 습관성 및 정신적 의존성이 없고 내성이 없으며 해열작용이 있는데 반해 단점으로는 위장관 부작용 및 혈소판 기능 억제 부작용 및 천정효과가 있다.

3) 보조 진통제

마약성 진통제의 효과를 증강시키기 위해서나, 특정한 종류의 통증에 대한 진통제로서 사용하고 통증과 관련된 증상을 완화시키고 마약성 진통제의 부작용을 치료하기 위한 목적으로 사용하며 진통제 사용의 어느 단계서도 사용이 가능하다.

① 항우울제 : 진통작용과 수면효과가 있으며 신경병증 통증을 위한 선택약물로 지각마비를 동반한 통증, 만성통증, 우울상태, 방광경련 등에 효과가 있다.

② 항경련제 : 신경병증성 통증치료에 좋으며 찌르는 듯한 아픔에 유효하고 지각마비를 동반한 통증, 신경압박 등에 의한 통증에 효과가 있다.

③ 항불안제 : 잠을 이루지 못하거나 숙면을 취하지 못하는 경우, 수면 시간이 짧은 경우에 취침 전에 투여를 한다.

④ 스테로이드 : 항염, 항구토, 식욕촉진, 부종감소 등에 투여한다.

⑤ 신경이완제 : 중추성 근이완을 목적으로 사용된다.

6 진정

진정이란 환자의 고통을 완화시키기 위해 환자의 의식을 의도적으로 저하시키는 것을 말한다.

진정의 종류에는 1차적 진정과 2차적 진정(모르핀 증량)과 지속적 진정(사망까지)과 간헐적 진정(야간이나 고통 시), 종말기 진정(임종 전 몇 시간 전부터 며칠간)과 비종말기 진정(임종 전 몇 주간부터 몇 개월)으로 나눌 수 있다.

진정 개시 시 체크 항목으로는 표준적인 증상완화를 시도해도 완화가 불가능한 증

상인지, 죽음이 임박한 증상인지를 체크해 보아야 한다.

진정 전 다음 항목에 대한 동의를 구하여야 한다.

현재의 완화의료 진통제로 고통완화가 어렵고 완화를 위해 잠자기를 원하는 경우

간헐적인 경우 원하는 시간에 잠에서 깰 수 있으며 지속적인 경우 계속 사용할 수 있으며 진정에 의한 급변이 있을 수 있음을 동의받아야 한다.

진정의 약제로 미다조람은 진정 작용 유도가 신속하고 효과가 빠르며 조절성이 좋고 피노바비털은 미다조람에 내성이 생긴 경우 투여하고 스테로이드는 말기 통증 완화 등 효과가 다양하나 진정 후에는 중지하여야 한다.

7 약과 건강

약은 안정성을 요구하느냐 편리성을 추구하느냐에 따라 전문약과 일반약으로 나눌 수 있다. 전문약은 안정성을 위해 약의 용량, 복용 방법 및 부작용 때문에 의사의 처방에 의해서만 판매하는 약을 말하며 일반약은 유통구조상의 편리성을 위해 의사의 처방없이 약국에서 구입이 가능한 약을 의미한다.

대부분의 약물이 태반을 통해 태아에게 영향을 미치게 되므로 임신 초기에 태아는 약물에 민감하게 반응하여 기형이 될 수 있으므로 약 복용 시 전문의와 반드시 상담 후 복용을 하여야 한다. 아스피린 계통의 약은 황달, 출혈, 미숙아 분만의 원인이 되고 항우울제는 혈액의 산소운반 능력을 감소시키며 항생제는 황달, 치아 기형, 뼈 성장 억제, 백내장, 청각저하를 초래한다.

제 8 장

비 만

제 8 장

비 만

비만이란 만성적으로 섭취하는 영양분에 비해 에너지 소비가 적어 여분의 에너지가 체지방의 형태로 축적되는 현상으로 단순히 체중이 많이 나가는 것보다는 '체내에 과다하게 많은 양의 체지방이 쌓인 상태'를 의미한다. 전신의 체지방 축적보다 '복부비만'과 피하지방 보다 복강 내 내장지방이 축적되는 '내장지방형 비만'이 중요하다. 1996년 세계보건기구는 '비만은 장기치료가 필요한 질병'으로 규정하였으며 비만은 현 인류가 극복해야 할 중요한 질병 중의 하나로 인식되고 있다.

1 비만 진단

비만은 아래의 4가지 기준으로 진단한다.

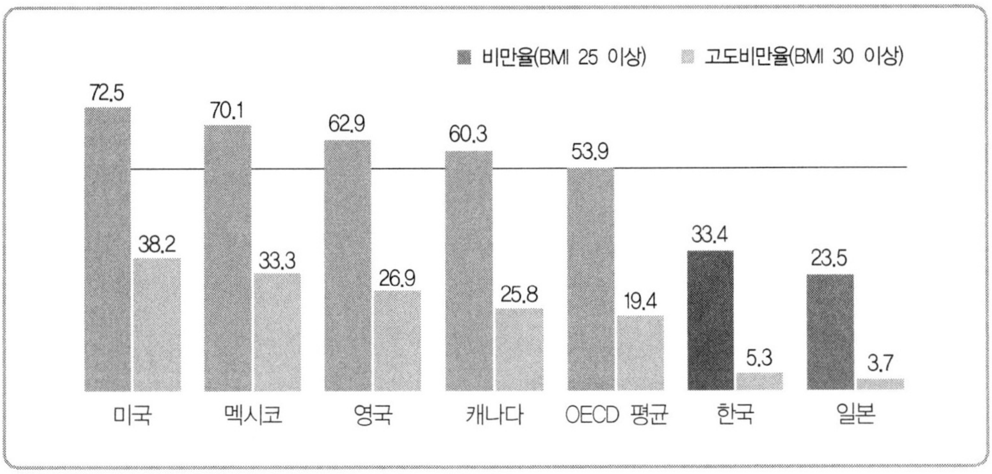

[그림 8-1] OECD 주요국가의 성인 비만율

① **체질량 지수(Body Mass Index, BMI)**

자신의 몸무게(kg)를 키의 제곱(m^2)으로 나눈 값으로 체지방량과 상관관계가 높아 체중 및 신장을 이용한 지수 중 가장 널리 사용되는 방법이다. 체질량 지수의 증가에 따라 비만관련 질환들의 이환율도 증가하는데 세계보건기구의 기준에 의하면

BMI ≥ 25kg/m^2을 과체중, BMI ≥ 30kg/m^2을 비만이라 규정한다.

② **허리둘레 복부비만 기준**

성인남자의 경우 허리둘레 ≥ 90cm인 경우를, 성인여성의 경우는 허리둘레 ≥ 85cm인 경우를 비만이라 한다.

③ **생체전기저항 측정법(bioimpedence analysis, BIA)**

다리와 팔에 약한 전류를 통과시켜 전기저항으로 생체 내 수분량을 측정하고 이에 의해 체지방량을 측정하는 방법

④ **내장지방 기준**

복부비만을 자세히 분석하기 위한 정밀한 수단으로는 복부 지방 CT를 촬영하여 내장지방과 피하지방의 비율이 0.4 이상인 경우를 내장지방형 비만으로 진단한다.

2 비만 유형

비만은 4가지 기준에 따라 유형이 나뉜다.

① 유발특징에 따라 단순비만과 속발성비만으로 나뉜다.

② 발생시기에 따라 소아비만과 성인비만으로 나뉜다.

③ 지방조직의 특징에 따라 증식형비만(지방세포 수 증가)와 증대형비만(지방세포 크기증가)으로 나뉜다.

④ 신체 내 지방분포에 따라 복부비만 및 허벅지 비만, 내장지방형과 피하지방형으로 나뉜다.

3 비만의 원인

비만은 일차성 비만과 이차성 비만으로 분류할 수 있는데 각각의 발생원인은 서로 상이하다. 일차성 비만은 필요 열량보다 더 섭취하고 신체활동 등 소비가 적어서 생기는 비만으로 전체 비만의 95%를 차지하며 이차성 비만은 다이어트를 해도 체중감량이 잘 되지 않고 신체활동량도 적지 않고 많이 먹지 않는데도 비만인 경우에 의심해 볼 만한 비만으로 전체 비만의 5%를 차지하며 충분한 상담과 정확한 검진이 필요하다.

1) 일차성 비만

일차성 비만은 전체의 90% 이상을 차지하는 대다수의 비만으로 에너지 섭취량이 에너지 소모량보다 많은 상태에서 체지방이 증가하여 발생한다. 유전, 내분비질환(쿠싱증후군), 약제 등에 의해서 발생되며 정확한 원인 감별을 통하여 체중감량을 기대할 수 있다. 하나의 원인만으로 설명하기 어려우며 식습관, 생활습관, 연령, 인종, 유전적 요인 등 다양한 요인이 복합적으로 관여하며 과도한 음식섭취로 인한 칼로리 과잉과 상대적인 활동량 감소로 인한 에너지 소모량 감소가 주된 원인이 된다.

① 식사 종류 및 습관

인스턴트 음식이나 지방 함유량이 많은 음식의 잦은 섭취에 의한 비만으로 인스턴트 음식은 고지방, 고열량이 많아 체중이 증가되기 쉬우며 피자, 햄버거 등의 패스트푸드는 체중 증가 및 제2형 당뇨병 발생 위험률을 높인다. 단순 당의 과도한 섭취도 빨리 먹게 되면 포만감을 느끼기 전에 너무 많은 양의 식사를 하게 되어 과식의 위험이 높아지게 되어 일차성 비만의 원인이 될 수 있다.

② 생활 습관

좌식생활, 컴퓨터 게임이나 스마트폰 이용, 충분한 숙면을 취하지 못하는 경우(하루 5시간 미만의 수면) 비만 위험도를 증가시킨다.

③ 기타

임신 중의 흡연이나 임신성 당뇨병은 자녀의 비만을 증가시키며 출생 체중이 높은 경우에 성인기에 비만 위험률을 증가시키며 폐경기에는 에스트로겐과 프로게스테론 분배가 감소되면서 체지방 분포의 변화를 초래하여 중심성 비만을 일으킬 수 있다. 또한 사회 경제적으로 지위가 낮은 사람들이 비만 유병률이 더 높은 것으로 관찰이 되며 과도한 스트레스도 일차성 비만의 주요한 인자이다.

2) 이차성 비만

이차성 비만은 유전 및 선천성 장애, 약물(정신성 약물, 항우울제, 당뇨병 치료제, 스테로이드 제제), 폭식장애 및 계절성 정동장애 등 정신질환 등에 의해서 발생이 되며 이는 관상동맥질환의 1.5~2배, 고혈압 2.5~4배, 당뇨병 5~13배 등 동반질환 발생확률이 높고 쿠싱증후군, 갑상선기능저하증 등 신경 및 내분비계 질환을 야기시킨다.

4 비만의 치료

1) 행동수정 요법

① 적절한 자극 하에서만 적절한 행동이 일어날 수 있도록 만들고 집 식탁에 빵이나 과자 등을 눈에 보이지 않는 곳에 두는 자극조절기법

② 건강한 식사행동을 만들어 나가면서 천천히 먹는 식사속도를 조절해 나가는 식사행동조절요법

③ 조작적 조건화를 이용하여 살을 뺐을 때 예쁜 옷을 사 주는 등의 보상 방법

④ 문제 행동을 관찰하고 정의할 수 있도록 행동치료의 기본인 식사행동일기나 운동일기 등을 작성하는 자기관찰기법

⑤ 건강한 영양지식 및 음식섭취에 대한 정보를 제공하는 영양교육법

⑥ 운동 참여율을 높여 신체적 활동을 늘리는 방법

⑦ 자극에 대하여 다른 반응을 하게끔 유도하는 대체행동기법 등

2) 식사 요법

에너지 섭취량을 줄이면서 필수 영양소는 충분히 섭취하여 목표 체중으로의 감량시키는 등 올바른 식사습관을 통해 치료하는 방법이다. 체중 감량을 위한 에너지 제한 정도는 개인의 특성 및 의학적인 상태에 따라 개별화시키고 체중은 일주일에 0.5kg 정도씩 줄여 점차 목표체중에 도달하도록 하고 세끼 식사는 규칙적으로 하되 식사량, 간식량을 줄여 나가고 기름진 음식, 달거나 짠 음식을 피하게 하고 대신 채소와 과일을 충분히 섭취하게 하며 음식을 천천히 먹고 절주하는 것도 식사요법을 통한 비만 치료의 하나이다.

3) 약물요법

비만 치료를 위해 식욕 억제제나 열생산 촉진제, 흡수 억제제 등을 사용하는 치료이다.

(1) 식욕 억제제

식욕 억제제 투여는 시상하부에서 포만을 조절하거나 섭식활동을 조절케 하는 catecholamine계를 투여하는 방법으로 식욕억제와 체중감소 효과는 β-adrenalin 수용체 및 dopamine 수용체를 통하여 일어난다. 또 한가지 방법은 serotonin계 투여로 식사 중 포만감은 식사량을 감소시키고 식후에 포만 시간을 연장시킴으로써 식간의 음식 섭취를 감소케 한다.

(2) 열생산 촉진제

열량 섭취만을 줄이면 그에 따라 열량 소비도 감소하기 때문에 체중 감소가 일어나기 위해서는 열량소비를 증가시키는 약제가 도움이 된다. 갑상선 호르몬은 열생산 촉진제 역할을 하며 성장호르몬은 지방분해를 촉진시키고 지방산화를 증가시키며 ephedrine는 대사율을 증가시켜 체중을 감소하게 만든다.

(3) 흡수 억제제

영양소의 소화와 흡수를 억제하여 에너지 섭취를 줄이게 하는 것으로 섬유소는 만복감을 증대시키며 영양소의 흡수를 억제하여 에너지 흡수를 감소시키며 효소억제제는 고지혈증의 치료제로 사용된다.

4) 수술요법

비만으로 인해 생명에 위협을 느끼는 경우와 표준 체중의 100% 이상이 되는 경우 여러 가지 방법으로 치료했지만 체중감량에 실패한 경우 수술요법을 활용한다. 대표적인 것이 위 절제술인데 위를 축소시켜 음식물의 섭취를 억제하는 요법으로 위 상부에서의 용량을 50㎖ 이하로 남겨 차단하여 위낭을 만들고 위낭과 공장을 문합하는 수술이다. 위 축소효과를 내고 위 내용물의 배출을 지연시키며 위 하부, 십이지장 및 상부 공장을 우회시켜 소화기능을 떨어뜨리는 방법으로 수술치료 중 부작용이 가장 적다.

5 비만의 위험

비만의 경우 정상 체중보다 2배 이상 높은 사망률을 나타내며 혈관 동맥경화로 인한 심혈관 질환(뇌졸중 및 허혈성심혈관질환)과 고혈압, 당뇨병, 고지혈증, 지방간, 담석증, 폐쇄성 수면무호흡증, 생리불순, 불임증, 성욕감퇴, 우울증, 퇴행성관절염, 통풍을 유발할 수 있으며 대장암, 췌장암, 전립선암, 유방암 등의 각종 암 발생의 위험이 높다. 체중 감량을 위해서는 장기적인 계획을 짜고 꾸준히 노력하는 것이 가장 중요한데 2~3kg 정도의 체중 감량을 목표로 여러 단계에 걸쳐 체중을 서서히 감량하는 것이 제일 좋다.

비만의 사회경제적 영향을 정리해 보면 다음 그림과 같다(그림 8-2).

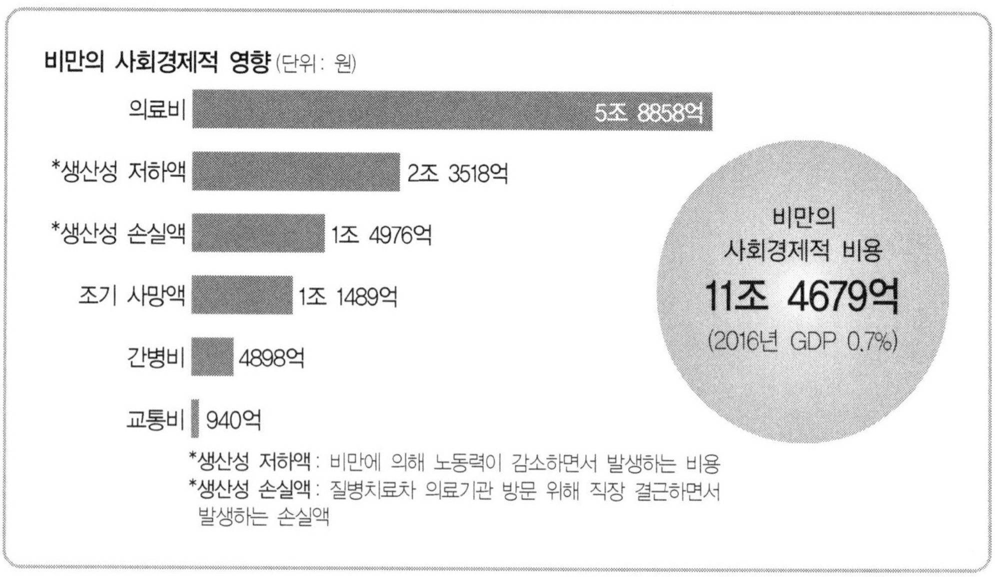

[그림 8-2] 비만의 사회경제적 영향

출처 : https://www.seoul.co.kr/

제 9 장

운동

제9장

운 동

현대인의 건강유지 3대 비결은 영양섭취와 규칙적인 생활 그리고 운동이다. 운동은 정상 이상의 힘을 발휘하는 육체적 활동을 의미한다.

우리나라 국민건강조사 결과 성인 5명 중 1명만이 1주일에 30분 이상 5회의 운동을 하고 있으며 나머지는 운동 부족에 따른 체력감소, 정서불안, 수면장애, 질병감염 등에 시달리고 있는 것으로 조사되었다.

운동은 민첩성을 길러 주고 균형을 잡아주며 신체의 구성요소 중 지방의 비중을 적게 하여 신체 구성을 좋게 하고 유연성과 근지구력, 근력을 길러 주고 무산소성 능력을 최대화시키는 역할을 한다.

1 운동의 효과

운동을 통해 생리적, 심리적인 효과를 기대할 수 있다. 운동은 노화의 과정을 늦추고 건강을 증진시키며 정상적인 혈압을 유지시켜 골수에서 적혈구 생산을 증가시킨다. 또한 심장 근육을 강화하여 피로회복 촉진 및 심장마비의 위험을 줄여주고 신체활동으로 정신적 긴장과 불안감을 감소시켜 주며 신경작용을 원활하게 하여 상호작용을 향상시키고 체격을 균형있게 발달시켜 신체적 조화에 의한 만족감을 가져오게 한다.

1) 생리적 효과

운동은 신진대사율을 증가시키고 수명을 연장시키며 질병에 대한 면역력 증대와 심장기능 및 산소섭취 능력을 향상시키고 혈압을 감소하게 한다.

(1) 신진대사율의 증가

운동은 대사율에 직접적인 영향을 끼쳐 힘든 일을 한 후 2~3시간 동안 대사율을 증가시키나 운동 후 대사된 칼로리 양이 체중에 큰 영향을 미치지는 못한다. 체중을 줄이는 효과적인 방법은 음식 섭취를 줄이고 규칙적이고 인내심이 요구되는 운동을 하여 하루 500에서 1,000 칼로리 이상을 줄여야 한다.

(2) 수명 연장

앉아서 생활하던 사람들이 매일 적어도 30분에서 60분 정도 걷는 생활로만 바꿔도 그렇지 않은 사람들에 비해 사망률을 3배 정도 낮출 수 있다.

(3) 질병에 대한 면역력의 증대

질병에 대한 감수성을 낮춤으로써 면역능력을 증가시키지만 지나친 운동은 좋지 않다. 간단한 운동 후 백혈구 수는 1~2시간 내에 원래대로 돌아오나 30분 이상 운동한 후는 백혈구 수가 정상으로 돌아오는데 24시간 이상이 걸린다. 목 아래 부위 기침, 구토, 설사, 근육 결림 등 이러한 증상들이 있다면 운동을 하지 않는 것이 좋다.

(4) 심장기능의 향상

규칙적인 운동은 혈중 저밀도 콜레스테롤의 수준을 낮춰주고 고밀도 콜레스테롤의 수를 늘려주기 때문에 관상동맥 질환의 발생이 낮아지게 된다. 또한 규칙적인 운동은 더 많은 혈액을 신체의 각 기관과 조직에 보내게 되어 심장기능이 향상된다.

(5) 산소섭취 능력의 향상

호흡 활동에 필요한 근육과 폐를 발달시킴으로써 호흡 활동과 산소섭취능력을 향상시킨다.

(6) 혈압 감소

운동은 고혈압이나 저혈압을 조절하며 고혈압 환자의 수축기와 확장기 혈압을 감소시킨다.

2) 심리적(정서적) 효과

규칙적인 운동은 스트레스에 반응하는 신경계에 의해 생성된 화학적 부산물을 소멸시켜 신경계를 균형상태로 만들어 스트레스를 극복하는 능력이 증가되며 체지방 감소로 신체적 외형을 향상시켜 자아 존중감과 사기를 높여 주고 혈액에 엔돌핀을 발산하여 만성적 우울증을 해소시켜준다.

2 운동의 종류

운동에는 유산소 운동과 무산소 운동 그리고 이 둘을 혼합한 혼합운동 등이 있다.

1) 유산소 운동

심폐기능을 강화하고 심박수와 혈압을 낮춰주며 혈액순환을 원활하게 해주며 에너지를 생성하고 체지방 감소를 통한 체중관리에 효과적이다. 심혈관 질환 및 당뇨병,

고지혈증 등 성인병 예방과 치료에 효과적이며 스트레스를 감소시켜 심신을 안정케 한다. 걷기, 조깅, 자전거타기, 수영, 에어로빅 등이 대표적인 유산소 운동이다.

2) 무산소 운동

산소 이용 없이 에너지를 생산하여 근력, 지구력을 늘리고 돌발사태에 대한 방어 능력을 향상시키며 민첩성, 조정력, 유연성을 높여준다.

그러나 혈압상승으로 심장에 부담을 느낄 수 있고 젖산 축적으로 인해 피로를 느끼거나 지방 소비가 적다. 단거리 달리기, 웨이트 트레이닝 등이 대표적인 운동이다.

3) 혼합 운동

무산소 운동과 유산소 운동이 혼합되어 있는 운동으로 운동강도가 강하거나 몸의 각 부분에 무리를 주는 동작을 할 때 안정성에 주의하여야 한다. 축구, 럭비, 미식축구, 농구, 아이스하키 등 구기는 유산소 운동이면서 무산소 운동인 혼합 운동이다.

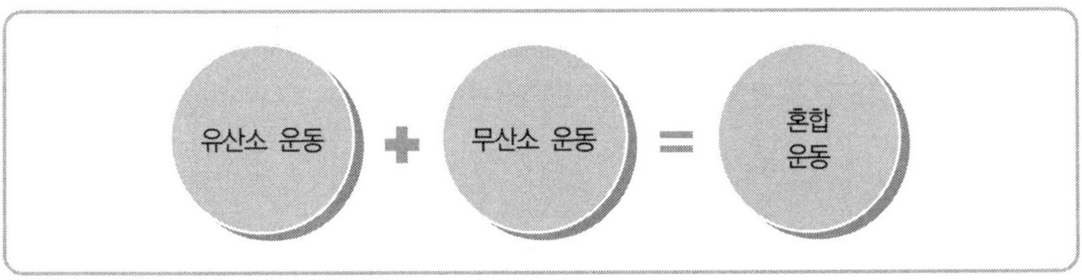

4) 유산소 운동과 무산소 운동의 비교

구분	유산소 운동	무산소 운동
에너지의 지속성	장시간	단시간
산소	필요	불필요
에너지원	글리코겐, 지방	글리코겐
대사산물	이산화탄소, 물	젖산
운동	조깅, 걷기, 수영, 자전거 등	덤벨, 복근 운동 등

출처 : http://hafactory.tistory.com/

3 운동 훈련

1) 산소 적응 훈련

운동빈도 설정, 운동강도 설정, 운동시간 설정 등이 있다.

(1) 운동빈도 설정

권장 빈도는 1주일에 3~5회이며 주당 5회 이상으로 할 경우에는 체중부담 운동(걷기, 달리기)과 체중 부담없는 운동(수영, 자전거 타기 등)을 번갈아 실시하도록 한다. 너무 이른 아침 운동은 혈당을 필요로 하고 식사 전후 운동은 카테콜라민을 분비시켜 식욕억제 효과와 신체적 각성을 야기시키므로 주의하여야 한다.

(2) 운동강도 설정

심장활동 최대능력의 70~90% 유지가 심혈관 적응력에 좋으며 목표 심박수(target heart rate)는 (220−나이) × 0.7이다. 예를 들어, 20세인 사람의 목표 심박수는 (220−20) × 0.7 = 140회이다.

(3) 운동시간 설정

운동시간과 운동강도는 역상관 관계로 운동강도가 높을수록 지속할 수 있는 운동시간은 짧아진다. 높은 강도로 짧은 시간의 운동보다 낮은 강도로 긴 시간 운동하는 것이 좋으며 5~10분 정도의 준비운동과 10분간의 정리운동을 포함 1시간 정도 운동하는 것이 좋다.

2) 운동 시작

초보자들은 지나친 운동량과 운동강도를 피해야 하며 적절한 시간과 안정감을 가지고 운동에 임해야 한다. 관심이 있고 즐길 수 있는 운동을 선택하고 필요한 장비를 마련하여야 하며 운동 전 후에 근육을 풀어 주는 것이 중요하다. 낮은 강도의 운동일지라도 준비운동은 필수이며 격렬한 운동 후 갑자기 쉬지 말고 점차 운동의 강도를

줄이면서 마쳐야 한다. 갑자기 정지하면 심장의 혈액 분출량을 감소시켜 현기증이 발생할 수 있다.

4 부상 예방과 치료

- 부상(overuse injury) : 무리한 운동에 의해 힘이 신체(힘줄, 뼈, 인대 등)에 지속적으로 누적됨으로써 발생한다.
- 외상(traumatic injury) : 갑작스럽고 격렬한 운동에 의해서 발생되며 무리한 운동으로 인한 부상이 포함된다. 몸의 하체 부위(발, 발목, 무릎, 엉덩이 등)가 상처부위(어깨, 팔꿈치, 손 등) 보다 더 자주 부상을 당한다.
- 부상의 기본적인 치료 RICE = Rest, Ice, Compression, Elevation
  - Rest(휴식) : 부상당한 부위의 추가 위험을 제거
  - Ice(얼음찜질) : 고통을 줄이고 부상부위 지혈
  - 압박(Compression) : 상처입은 조직의 지혈
  - 올리기(Elevation) : 상처 부위를 심장보다 높게 올림으로써 출혈 억제

1) 고온에서 운동

몸의 냉각기가 작동하지 않아 체온이 급격히 증가하여 뇌 손상, 영구불구, 사망을 초래할 수 있다. 열경련, 열피로, 열사병 등이 발생할 수 있다.

① 열경련(heat cramp) : 가장 경미한 상태로 적당한 운동과 식사로 예방 가능

② 열피로(heat exhaustion) : 순화기계 쇼크의 경미한 형태로 구역질, 두통, 현기증과 한기

③ 열사병(heat stroke) : 치사율 20~70%로 치명적

2) 저온에서 운동

저체온증이 발생하며 체내 열 발생보다 열 손실이 큰 경우 체온이 급격히 떨어지

는 현상이다. 차가운 날씨에서 장시간 격렬한 운동하는 경우 발생하며 체온이 떨어짐에 따라 한기를 느끼고 무의식적으로 거의 모든 근육이 수축되며 손과 발이 싸늘해지고 판단력이 감소되며 무감각, 기억상실의 상태까지 이르게 된다.

5 운동 선택

건강을 증진시키는 운동 프로그램으로는 심폐기능 항진운동, 근육운동, 유연성 운동 등이 있다.

1) 심폐기능 항진운동

산소 섭취량을 증가시키고 조깅, 줄넘기, 자전거타기 등 오랫동안 격렬한 운동에도 견딜 수 있는 신체능력을 기르는 운동이다.

2) 근육 운동

심폐기능 항진과 신체 근육을 증대시키며 관절이나 내장기관을 보호하는데 도움이 되며 반복적인 운동을 통해 근육의 힘을 증대시키는 운동으로 웨이트 트레이닝 즉 무거운 운동기구를 사용하는 운동이다.

3) 유연성 운동

주요 관절과 근육이 움직일 수 있도록 이동성과 유연성을 증가시키는 운동이다. 목돌리기, 팔 휘두르기, 허리운동 등 맨손체조가 대표적이다. 정신 근로자에게 효과적이며 크게 힘들이지 않고 어디서나 할 수 있다.

제 10 장

영 양

제 10 장

영 양

인체는 물(60%), 단백질(20%), 지방(15%), 무기질(4%), 탄수화물(1%), 미량의 비타민 등 여러 가지 다양한 물질로 구성이 되어 있다.

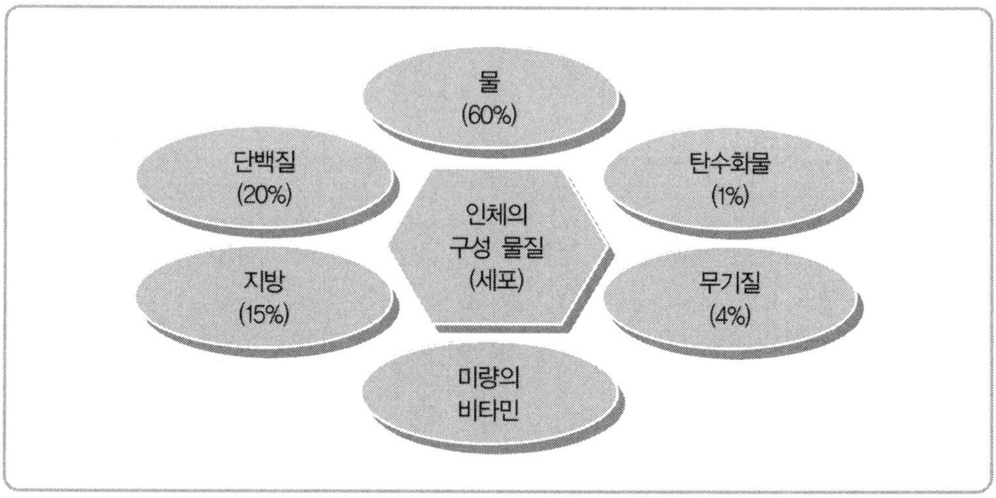

[그림 10-1] 인체의 구성물질

1 영양소

1) 영양과 식품

영양이란 사람이 음식물을 섭취함으로써 생명을 유지하며 성장발육 및 신체조직을 보수하는 현상을 말한다. 식품은 농업, 축산업, 수산업 등에 의해 생산되거나 자연환경에서 얻어지는 것으로 영양소를 함유하여 사람이 먹을 수 있는 것으로 고체, 반고체 혹은 액체의 형태로 여러 가지 영양소를 함유하고 있다.

2) 식생활과 영양

건강한 삶을 영위하기 위해서는 신체가 건강해야 하며 신체가 건강하기 위해선 좋은 영양상태가 기본이다. 좋은 영양상태를 유지하기 위해서는 적정의 식생활을 하여야 하는데 적절한 식품을 선택하고 합리적이고 안전한 조리, 올바른 섭취 및 식사 등이 필요하다. 과거에는 영양문제가 결핍이나 부족이었지만 최근에는 영양과잉과 영양부족이 공존하고 있다.

3) 영양소와 체내 역할

영양소란 식품으로부터 얻어지는 유기, 무기물질들로 인체의 성장발달과 유지 및 조직의 보수에 이용하는 등의 유익한 성분들로 탄수화물, 지방, 단백질, 무기질 및 비타민을 5대 영양소라 하여 주요 영양소라 한다. 이러한 영양소 중 탄수화물, 지방, 단백질은 에너지원의 역할을, 단백질과 무기질은 구성원의 역할, 비타민과 무기질은 조절원의 역할을 한다.

4) 주요 영양소의 특징과 식품원을 살펴보면 다음과 같다.

(1) 탄수화물

C, H, O로 구성이 되어 있으며 포도당, 과당, 갈락토오스 등 단당류와 설탕, 맥아

당, 유당 등 이당류 및 녹말, 글리코겐, 식이섬유소 등 다당류로 구분이 된다.

1g당 약 4kcal의 에너지를 발생하며 성장, 체온유지 및 활동의 원동력을 위한 에너지원의 역할을 한다. 탄수화물 중 식이섬유는 포만감을 주며 장 운동을 도와주고 혈당상승을 완화시켜 주며 콜레스테롤 흡수 저하와 배설을 증가시키며 심혈관계 질환, 제2형 당뇨병, 비만 등의 예방이나 치료에 도움을 준다.

(2) 지질(지방)

C, H, O로 구성되어 있고 동물성 지방과 식물성 지방으로 나뉜다. 동물성 지방은 포화지방산 함량이 높아 상온에서 고체로 존재하며 식물성 지방은 불포화지방산 함량이 높아 상온에서 액체상태로 존재한다. 불포화지방산 중 리놀레산(오메가-6)과 알파 리놀레산(오메가-3)은 건강유지에 필수적이나 체내 합성이 되지 않아 반드시 섭취를 권장하는 필수 지방산이다. 지질 1g당 9kcal의 에너지가 발생하며 지용성 비타민의 소화・흡수를 돕는 역할을 하는데 과잉섭취는 인체에 좋지 않고 포화지방은 나쁜 콜레스테롤을 증가시킨다.

(3) 단백질

C, H, O, N으로 구성되어 있으며 필수 아미노산으로서 식품으로 반드시 섭취해야 하며 이소신류, 루신, 리신, 메티오닌, 페닐알라린, 트레오닌, 트립토판, 발린 등이 있다. 동물성 단백질은 식물성 단백질에 비해 필수 아미노산의 함량이 높고 아미노산 조성이 좋다. 대표적으로 완전 단백질로 계란, 우유 등이 있다. 1g당 4kcal의 에너지가 발생하며 기아상태에 있으면 우선적 에너지원으로 이용된다. 호르몬과 모든 세포의 핵과 원형질의 필수 구성성분이다.

(4) 무기질

인체를 구성하고 있는 물질 중 물과 유기물을 제외한 나머지로 체중의 4%를 차지하며 뼈나 치아 같은 경조직과 근육이나 신경 등의 연조직을 구성하고 있다. 인단백질, 인지질, 헤모글로빈, 호르몬, 아미노산, 효소 등 유기화합물의 구성성분으로 삼투압 조절을 통해 염기균형을 유지시키고 심장의 규칙적 박동을 유지시키며 자극에

대한 신경의 정상적인 기능, 혈액 응고 등에 관여한다. 다량 무기질로서(체중의 1.5~2.2%) 칼슘 결핍은 골다공증, 골연화증의 위험이 있으며 인은 골격손실, 근육위축, 식욕부진의 우려가 있으며, 마그네슘 결핍 시에는 근육경련 및 떨림, 칼륨은 근육 쇠약, 불규칙적인 심장박동, 태타니(손, 발, 안면 근육 수축으로 인한 경련) 등이 발생할 수 있다. 미량 무기질(체중의 0.005% 미만) 결핍으로 철은 헤모글로빈 감소로 인한 빈혈증상을 초래하고 아연은 성장지연 및 면역기능 저하, 요오드는 갑상선 기능저하, 갑상선종, 크레틴증 등을 유발하며 불소는 충치, 망간은 발육부전과 성장지연, 생식력 저하를 유발할 수 있다.

(5) 비타민

인체의 정상적인 대사작용에 필요한 영양소로 체내 합성이 어려우므로 음식물로부터 섭취하여야 한다. 지용성과 수용성으로 나뉘는데 각각의 특징은 다음과 같다.

구분	지용성비타민	수용성비타민
종류	비타민 A, D, E, K	비타민 B군, 비타민 C, 나이아신, 엽산
성질	기름에 녹음	물에 녹음
결핍증	결핍증세가 서서히 나타남	결핍증세가 빨리 나타남
공급 방법	필요량을 매일 공급하지 않아도 됨	필요량을 매일 공급해야 함
과량 섭취	체내 축적(A, D)→간 독성	필요량 초과분은 소변으로 배설됨

(6) 물

생명체에 가장 기본이 되는 영양소로 인체의 60% 이상이 물로 이루어져 있고 인체의 거의 모든 생리작용에 관여하고 영양소와 노폐물의 운반과 체온 조절 역할을 한다.

2 영양관리 위한 식생활 계획

1) 영양섭취 기준

질병이 없는 대다수의 사람들이 건강을 최적상태로 유지하는 데 필요한 영양소 섭

취 수준으로 한국인의 영양섭취 기준으로는 단백질, 비타민, 무기질 등을 제시하고 에너지 섭취량과 에너지 적정비율을 제시하고 있다. 탄수화물은 55~70%, 단백질은 7~20% 이며 지방은 15~25% 등이 적정한 비율이다.

기준의 종류에는 권장섭취량, 충분섭취량, 상한섭취량이 있는데 권장섭취량은 거의 모든 건강한 인구집단의 영양소 필요량을 충족시키는 추정치이며 충분섭취량은 권장섭취량을 정할 수 없는 경우 역학조사를 통한 건강한 사람들의 영양소 섭취량의 중앙값을 의미하며 상한섭취량은 과잉섭취로 인한 건강상의 위험이 나타날 수 있는 경우 최대영양 섭취수준을 의미한다.

2) 식품군과 식사구성안

균형잡힌 식사를 권장함으로써 최적의 건강상태를 유지하기 위해 식품군과 식사구성안을 마련하였는데 곡류는 탄수화물 공급원, 고기, 생선, 달걀, 콩류는 단백질의 공급원, 채소류는 비타민, 무기질의 공급원, 과일류는 비타민, 무기질, 당분의 공급원으로 우유, 유제품류는 칼슘 공급원, 유지, 당류는 당분 공급원으로 식품군을 분류하였다.

3) 식단 구성

영양섭취의 목표는 영양의 부족이나 과잉이 되지 않도록 하는 것으로 영양관리에서 가장 기본이 되는 것이 식단구성이며 식단 구성방법으로는 체위에 적합한 에너지 필요량을 확인하고 필요한 에너지량에 맞는 권장 식사패턴을 선택하고 필요 에너지량에 따라 섭취횟수 확인 후 세 끼와 간식으로 배분하며 식품군별 섭취횟수에 1인 1회 분량을 곱해 식품섭취량 계산 후 메뉴를 결정하는 것이다.

4) 식사 지침

각국별로 그 나라의 인구 특성과 식생활 양상에 맞는 구체적인 식이섭취 행동실천 내용을 식사지침이라 한다. 한국인을 위한 식사지침(1986) 〉 한국인의 건강을 위한 식사지침(1986) 〉 국민생활개선지침(1986) 〉 국민건강지침(1993)으로 변경되었으며 2021년에 제정된 한국인을 위한 식생활 목표 및 지침(2021)은 아래와 같다.

① 매일 신선한 채소, 과일과 함께 곡류, 고기·생선·달걀·콩류, 우유·유제품을 균형있게 먹자.
② 덜 짜게, 덜 달게, 덜 기름지게 먹자.
③ 물을 충분히 마시자.
④ 과식을 피하고 활동량을 늘려서 건강체중을 유지하자.
⑤ 아침식사를 꼭 하자.
⑥ 음식은 위생적으로 필요한 만큼만 마련하자.
⑦ 음식을 먹을 땐 각자 덜어먹기를 실천하자.
⑧ 술은 절제하자.
⑨ 우리 지역 식재료와 환경을 생각하는 식생활을 즐기자.

3 식품 안전과 영양

1) 식품의 영양성과 안전성

영양성이란 인체가 필요로 하는 영양소를 함유하는 것을 말하고 안전성이란 건강에 위해 요소가 없어야 함을 의미하며 영양성과 안전성이 구비된 식품이 건전한 식품이라 할 수 있다.

2) 음식물로 인한 건강장애

(1) 식중독

음식물을 통해 인체에 들어간 병원 미생물이나 유독 유해한 물질에 의하여 일어나는 위장염 증상으로 원인이 불분명한 경우에도 그 증상이 음식물과 관계가 있을 때 식중독이라 한다. 식중독에는 세균성 식중독, 바이러스성 식중독, 화학성 식중독, 자연독 식중독, 곰팡이독소 중독증 등이 있다.

(2) 식품과 감염병

① 경구감염병은 병원체가 입으로 들어가 소화기계를 경유하여 감염을 일으키는 증상으로 세균성 감염(세균성 이질, 장티푸스, 파라티푸스, 콜레라 등), 바이러스성 감염(폴리오, 유행성 간염 등), 원충성 감염(아메바성 이질 등)이 있다.

② 인수공통감염병은 사람과 동물에 서로 전파되어 공통적으로 감염되는 질병으로 세균성 감염(결핵, 탄저, 아토피 등), 바이러스성 감염(조류 인플루엔자, 광견병 등), 변형 프리온 감염(사람이나 동물의 뇌와 신경세포에 존재하는 단백질 일종: 크로이츠펠트-야콥병(CJD) 및 변종 크로이츠펠트-야콥병(vCJD) 등이 있다.

③ 기생충질환 : 기생충류는 분류학적으로 극히 수가 많으며 인체에 감염되는 경로도 해당 기생충의 생활사에 따라 달라진다. 경구감염, 경피감염, 접종감염 및 태반감염 등으로 식품과 영양에서 가장 중요한 감염은 경구감염이다. 어패류 매개 기생충은 폐흡충, 간흡충, 요코가와흡충 등이 있고 수육류 매개 기생충은 무구조충, 유구조충, 선모충이 있으며 채소류 매개 기생충으로는 회충, 편충, 구충 등이 있다.

3) WHO에서는 감염병 예방을 위해

(1) 안전하게 가공된 식품을 선택할 것
(2) 철저하게 조리할 것
(3) 조리된 음식은 즉시 먹을 것
(4) 조리된 음식은 주의깊게 보관할 것
(5) 한번 조리되었던 음식은 철저히 재가열 할 것
(6) 날 식품과 조리된 음식이 섞이지 않도록 할 것
(7) 손을 자주 씻을 것
(8) 부엌의 모든 표면을 아주 청결히 할 것
(9) 곤충, 쥐, 기타 동물들을 피해서 식품을 보관할 것
(10) 깨끗한 물을 사용할 것

제 11 장

대사질환

제 11 장

대사질환

대사질환이란 비정상적인 대사과정으로 인해 발생하는 질환으로 효소의 선천적인 비정상이나 후천적인 내분비기관의 질병, 혹은 대사에서 중요한 역할을 하는 간과 같은 기관의 기능 상실로 인해 발생할 수 있고, 고중성지방혈증, 낮은 고밀도콜레스테롤, 고혈압 및 당뇨병을 비롯한 당 대사 이상 등 각종 성인병이 복부 비만과 함께 발생하는 질환을 말한다. 대표적인 대사질환으로 고혈압, 당뇨병, 고지혈증 등이 있다.

1 고혈압

고혈압은 혈압이 여러 원인으로 인해 높아진 상태로 이때 혈압은 동맥혈관 벽에 대항한 혈액의 압력으로 수축기 혈압은 심장 밖으로 혈액을 내보낼 때 받는 동맥의 압력을, 이완기 혈압은 혈액이 심장 안으로 들어올 때 받는 동맥의 압력을 말한다.

1) 대한고혈압학회 / 미국심장학회의 기준(수축기 혈압/이완기 혈압)

(1) 정상 혈압 : 120mmHg 미만 / 80mmHg 미만
(2) 고혈압 전 단계 : 120~139mmHg / 80~89mmHg
(3) 1기 고혈압(경도 고혈압) : 140~159mmHg / 90~99mmHg
2기 고혈압(중등도 이상 고혈압) : 160mmHg 이상 / 100mmHg 이상

– 처음 측정한 혈압이 높은 경우에는 1일 간격을 두고 최소한 두 번 더 측정하며 일반적으로 140mmHg 이상 / 90mmHg 이상을 고혈압이라 한다.

고혈압은 일반적으로 교감신경에 의한 신경성 요인, 레닌–안지오텐신 기전에 의한 체액성 요인, 노령화 등 고혈압의 유발 촉진요인 등에 의해서 발생하며 유발 촉진요인에 따라 본태성 고혈압(원인을 알 수 없는 경우, 90~95%)과 이차성 고혈압(원인이 명확, 5~10%)으로 나뉜다.

고혈압을 유발하는 요인으로는 ① 심혈관 질환의 가족력(유전), ② 흡연, ③ 고지혈증, ④ 당뇨병, ⑤ 60세 이후 노년층, ⑥ 성별(남성 / 폐경 이후 여성), ⑦ 식사 요인 : Na, 지방 및 알코올의 과잉 섭취, K, Mg, Ca의 섭취 부족, ⑧ 약물 요인 : 경구피임약, 제산제, 항염제, 식욕억제제 등이 있다.

고혈압은 뚜렷한 증상이 없어 신체검사나 진찰 중에 우연히 발견하여 '소리 없는 죽음의 악마'라고도 하며 두통이나 어지러움, 심계항진, 피로감 등 혈압 상승에 의한 증상을 호소하거나 코피나 혈뇨, 시력 저하, 협심증 등의 증상이 나타나기도 한다.

2) 치료

(1) 비약물적 요법과 약물적 요법을 함께 실시
(2) 고혈압 전 단계에서는 체중 조절, 식사 요법, 행동 수정, 규칙적인 운동 실시 등 비약물적 요법을 먼저 시행
(3) 고혈압으로 진단받으면 반드시 약물을 이용해 혈압을 정상으로 조절
(4) 흡연은 심혈관계 질환의 주요 위험인자이므로 금연 권장

3) 합병증

고혈압은 합병증이 생기기 전에는 별 증상이 나타나지 않는 경우가 대부분으로 머리가 무겁고 숨이 차는 증상, 두통, 이명, 현기증 등의 증상이 나타나게 되고 고혈압이 지속되면 인체 기관에 손상을 일으키거나 관상동맥 및 뇌 혈관 등에 죽상경화를 유발하여 합병증을 발생하게 한다.

(1) 뇌혈관 질환

고혈압의 가장 심각한 합병증으로 미세한 뇌 동맥이 파열됨으로써 피가 뇌 조직을 손상시켜 일어나는 현상이며 뇌출혈이 발생하면 심한 두통과 함께 의식의 혼미해지는 증상이 발생하고 고혈압이 뇌출혈을 유발하여 뇌졸중이 발생하면 반신불수, 언어 장애, 기억력 상실, 치매 등이 나타난다. 뇌졸중 환자의 약 80%에게서 고혈압이 나타나므로 뇌졸중을 예방하기 위해서는 고혈압 치료가 매우 중요하다.

(2) 심부전증

혈압이 지속되면 심장 근육이 비대해지고 기능이 저하되며 운동할 때 호흡이 곤란하고 휴식 시에도 숨쉬기가 어렵고 부정맥이 생기며 발이나 폐에 부종이 생긴다.

(3) 관상동맥 질환

고혈압은 흡연, 고지혈증과 함께 동맥경화증 3대 발생 위험인자로 혈관이 고혈압으로 손상되면 백혈구 및 혈소판 등이 손상 부위를 치료하기 위해 동맥경화를 유발한다.

(4) 신장 질환

고혈압을 방치하면 초기에 단백뇨 등 증상이 발생하며 악화되면 신경화증, 신부전증, 요독증 등 만성 신부전으로 발전하게 된다.

(5) 기타

고혈압은 흉부 또는 복부에 동맥류를 유발하며 또한 말초동맥 질환 및 망막병도 유발한다.

2 당뇨병

이자에서의 인슐린 분비가 절대적 / 상대적으로 부족하여 조직 세포에 대한 인슐린의 생물학적 효과가 감소한 상태이다. 일반적으로 인슐린은 이자의 랑게르한스섬의 β세포가 합성, 분비하는 호르몬 단백질로서 포도당을 글리코겐으로 바꾸는 단백질 호르몬이며 혈당 농도 상승 시 분비를 촉진한다.

당뇨병은 고혈당 상태 및 이에 수반되는 대사장애가 장기간 지속되는 상태로 인슐린 부족 또는 말초 내성의 특징이 있는 만성질환이다.

당뇨병의 진단은 금식포도당수치(fasting glucose)로 진단하는데 최소 두 번의 양성 포도당내성조사(positive glucose tolerance test)시 126mg/dl 이상 측정되면 당뇨병으로 진단한다.

1) 인슐린 의존성 당뇨병

소아성 당뇨병, 불안정 당뇨병(type I, juvenile onset DM)으로 증상의 급작스런 발현과 혈액 내 인슐린의 감소, 생명을 유지하는 데 외부로부터의 인슐린 의존 및 케톤혈증이 잘 일어나는 특징이 있다. 케톤혈증(ketonemia)은 혈액에 케톤체가 과다하게 존재하는 것으로 기아나 당뇨병에서 볼 수 있다. 역학적으로 당뇨병 중 10%를 차지하며 어린이 및 20세 미만의 청소년에게 영향을 준다. 발병 기전을 보면 β-cells의 자가면역질환에 의한 인슐린 부족으로 케톤산증이나 혼수를 막기 위한 인슐린에 절대적으로 의존하게 된다. 주로 감염(Coxsackie B virus)에 의한 자가면역 반응이 원인으로 추정되며 β-cells 상실, 다음증, 다뇨증, 다식증(polydipsia, polyuria, polyphagia), 탈수증, 전해질 불균형과 인슐린 투여의 지연 및 감염 등으로 야기되는

케토산증 발병 우려가 있다.

2) 인슐린 비의존성 당뇨병

성인성 당뇨병(type Ⅱ, adult onset DM)으로 인슐린 분비 세포 파괴에 의해서가 아니고 세포들의 인슐린에 대한 반응성이 저하되어 생기는 경우로 이자에서 인슐린의 분비를 증가시켜 주는 약물만으로 치료가 가능하며 인슐린은 심한 경우 제한적으로 사용할 수 있다. 역학적으로 당뇨의 90%를 차지하며 30세 이상의 비만 성인에서 주로 나타난다. 위험요소로는 비만, 연령 증가, 유전적 소인이며 발병 기전으로는 인슐린 분비의 상대적 감소, 인슐린에 대한 조직의 감수성 감소로 인한 말초신경 인슐린 저항성으로 나타날 수 있다. 대부분 무증상이며 다음증, 다뇨증, 다식증으로 발전하게 된다. 치료를 위해서는 다이어트, 체중감소가 중요하며 경구 당뇨약을 투약하거나 인슐린 투여가 있다.

3) 당뇨성 신장염(diabetic nephropathy)

당뇨 콩팥증이라고도 하며 당뇨병 환자에게 종종 합병하는 병태이다. IDDM(30~40%)과 NIDDM(10~15%)형태로 발병하며 말기 콩팥기능 상실로 점차 진행된다. 초기단계에 단백뇨에 동반되어 사구체가 커지고 사구체 기저막이 두꺼워진다.

4) 당뇨성 망막병(diabetic retinopathy)

인슐린 결핍으로 인해서 혈당이 정상수준보다 높은 당뇨병 환자에게 생기는 합병증으로 망막에 분포되어 있는 작은 혈관의 이상에 의해서 망막이 파괴되어 실명에 이르는 병이며 유병 기간과 밀접한 관련을 갖는다. 비증식성의 경우 미세 동맥류, 망막박리 출혈, 삼출물이 발생하고 증식성의 경우에는 혈관이 신생하며 백내장, 녹내장이 증가한다.

5) 당뇨성 신경병증(diabetic neuropathy)

인슐린 부족으로 지속된 혈당의 상승이 있는 당뇨병의 만성 합병증으로 신경조직에 공급하는 작은 혈관의 이상을 초래하며 온도 감각이나 통각이 우선 소실된다. 말초 신경병이나 신경성 방광염, 발기부전으로 발전한다.

3 고지혈증

혈액 속에 콜레스테롤 및 지방질 성분이 필요 이상으로 높아 동맥경화성 심혈관 질환을 일으킬 위험이 높은 상태로 총콜레스테롤이 240mg/dℓ을 넘거나 중성지방이 200mg/dℓ 이상일 때를 고지혈증이라 한다.

[표 11-1] 한국인 콜레스테롤 진단 기준

진단 및 기준	정상 수치	경계치	위험 수준
총 콜레스테롤	200 이하	200~239	240 <
LDL(저밀도지단백 콜레스테롤)	100 이하	130~159	160 <
HDL(고밀도지단백 콜레스테롤)	60 이상	40~59	40 >
중성지방	150 이하	150~199	200 <

1차성 원인으로 지질을 높일 수 있는 유전, 성별, 비만, 운동 부족 등을 꼽을 수 있으며 유전적으로 간에서 콜레스테롤이 잘 제거되지 않아 지질 대사 이상으로 발생할 수 있다. 나이가 들면 콜레스테롤 수치가 올라가는 경우가 많으며 특히 여성은 폐경 이후 콜레스테롤 수치가 증가하는 경향이 있다. 동물성 기름과 버터, 쇼트닝 등의 포화지방, 트랜스지방, 고열량 음식 등의 섭취로 콜레스테롤 수치가 상승할 수 있다.

2차성 원인으로는 갑상선기능저하증, 신장질환, 당뇨병 등 동반질환과 여성의 경우 임신과 피임약들이 혈중 콜레스테롤 수치를 증가시킬 수 있다.

공복 시 채혈검사를 통하여 총콜레스테롤 200mg/dL 이상, LDL 130mg/dL 이상, 중성지방 200mg/dL 이상인 경우를 고지혈증으로 진단한다.

치료방법으로는 약물치료 방법과 식이요법과 규칙적인 운동을 통한 적정체중 유지, 포화지방과 콜레스테롤 섭취를 줄이고 신선한 과일과 채소, 통곡물, 저지방의 유제품을 많이 섭취하는 방법들이 있다.

제 12 장

심혈관계 질환

제 12 장

심혈관계 질환

1 심혈관계

심혈관계란 심장과 혈관(동맥, 정맥, 모세혈관) 등 인체의 모든 부위에 혈액을 순환시키는 기능을 담당하는 기관이다.

1) 심장

흉곽의 전방 중앙에서 왼쪽 허파 쪽으로 약간 치우쳐진 위치에 자신의 주먹만한 크기의 기관으로 심방과 심실 사이, 심실과 동맥 사이에는 판막이 있는데 혈액이 역류되지 않고 한 방향으로 흘러가도록 막아주는 역할을 하며 심장의 수축과 이완은 동방결절에서 발생한 전기적 자극에 의해서 일어난다.

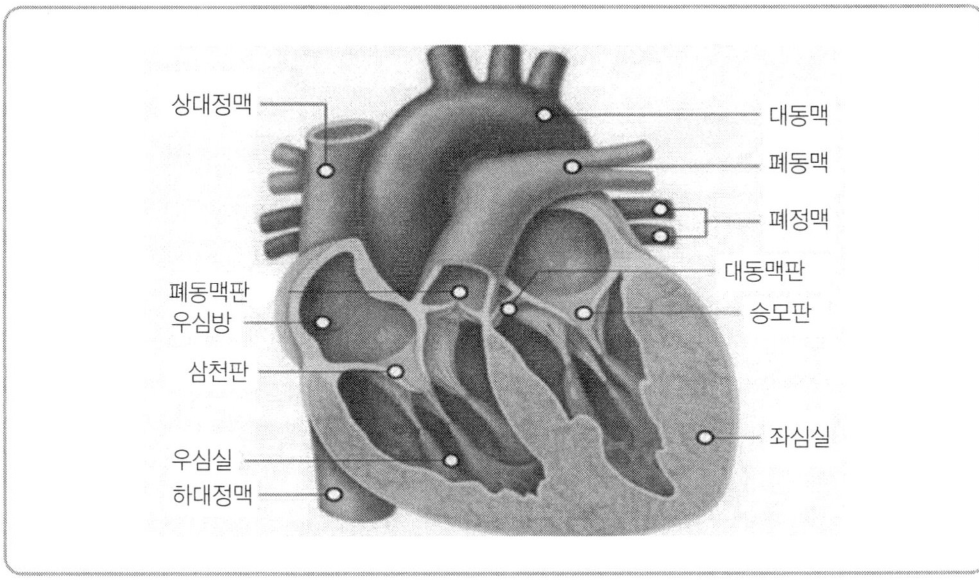

[그림 12-1] 심혈관계

출처 : 서울대병원 순환기내과

2) 혈관

동맥은 심장에서 나와 산소가 풍부한 혈액을 전신으로 보내주는 역할을 한다. 심장에서 나와 대동맥, 소동맥, 세동맥으로 갈라져 모세혈관까지 산소가 풍부한 혈액을 전달하는데 내막은 탄력조직으로 부드러운 내피로 구성되고 중간막은 큰 동맥일수록 두껍고 신축섬유와 섞여있는 평활근으로 구성되어 있으며 외막은 결합섬유와 신축섬유로 되어 있으며 가장 튼튼한 층이다. 심장에서 박출되는 혈액이 통하는 길이므로 혈압이 높기 때문에 동맥벽은 정맥벽보다 굵고 두껍다.

정맥은 조직에서 걸러진 이산화탄소와 노폐물을 다시 심장으로 모이게 하는 역할을 하며 정맥의 혈압은 동맥보다 낮기 때문에 동맥보다 얇고 판막구조를 가져 혈액이 심장으로만 전달될 수 있도록 도와준다.

모세혈관은 조직세포에 산소와 영양분을 공급하고 이산화탄소와 노폐물을 수거하는 역할을 하는데 혈액과 조직 사이에서 영양분과 노폐물을 교환하며 한 층의 내피세포로 이루어져 있고 지름은 약 0.2mm 정도이다.

3) 혈액

뼈 속의 골수에서 생성되고 우리 몸 속에는 4~6리터의 혈액을 보유하고 있다.

(1) 역할

혈액은 심장박동으로 동맥, 모세혈관, 정맥을 순환하며 산소와 영양분 노폐물을 운반하고 백혈구와 항체 등을 통해 세균 감염 등의 질병으로부터 보호하며 혈구와 혈장 성분으로 구성되며 혈구는 골수의 조혈모 세포로부터 적혈구, 백혈구, 혈소판으로 분화되어 생성되어 있다. 혈장은 대부분 수분으로 구성되어 있으며, 단백질 성분, 화학물질 및 전해질 등이 함유되어 있다.

(2) 혈액은 혈장과 혈구로 구성되어 있다.

① 혈장은 혈액에서 혈구를 제외한 유형 성분을 가지고 있는 액상 물질로 단백질, 포도당, 지방, 무기염류, 인체대사물질 등을 함유하고 있으며 세포의 삼투압 유지, 수소이온농도 일정 유지, 면역, 지혈 등 다양한 역할을 한다.

② 혈구는 적혈구, 백혈구, 혈소판으로 구성되어 있다.
적혈구는 혈액 1마이크로리터당 400~500만개로 산소 운반의 역할을 한다. 헤모글로빈이 산소와 결합되면 옥시헤모글로빈(Oxyhemoglobin)으로 밝은 붉은색을 띄게 되며 헤모글로빈이 이산화탄소와 결합하면 카복시헤모글로빈(Caboxyhe-moglobin)으로 변하고 검붉은 색을 나타낸다.
백혈구(White Blood Cells)는 혈액 1 마이크로리터당 4,000~10,000개로 외부에서 박테리아, 바이러스 등이 침입하면 백혈구 수가 증가하여 침입자를 제거하는 역할을 한다. 과립구와 무과립구로 구성되며 과립구(granulocyte, 2/3 정도)는 호중구(neutrophil), 호염구(basophil,) 호산구(eosinophil)로, 무과립구는 침입자를 세포 안에서 처리한 후 면역시스템에 정보를 제공하여 침입 시 신속하게 대처하는 단구(monocyte)와 특정 항원을 만나 활성화되고 증식되어 그 항원을 가진 세균 또는 세포들을 제거하는 림프구(lymphocyte)로 구분이 된다.

혈소판(platelets)은 혈액 1마이크로리터당 15~40만개로 상처가 났을 때 손상된 혈관벽에 붙고 또 혈소판끼리 서로 엉겨 붙으며 혈액응고를 일으켜 피를 멎게 하는 기능을 한다.

2 심혈관계 질환

1) 선천성 질환

출생 시에 존재하는 심장의 기형 및 기능 장애로 나타내는 질환으로 심방중격·심실중격 결손증, 폐동맥 협착증, 대동맥판 폐쇄증 등이 있다.

선천성 질환의 원인으로는 염색체 이상과 연관된 경우(5% 미만)와 대부분 유전적 요인과 환경적 요인이 복합적으로 영향을 미친다.

증상을 보면 영유아의 경우 맥박이 빠르거나 숨이 가쁘고, 체중이 늘지 않고 감기를 자주 앓거나 이유없이 땀을 많이 흘리는 증상이 나타나며 소아는 운동을 할 때 호흡곤란의 증상이 나타난다. 심장초음파 검사를 통해 진단, 검사를 할 수 있으며 예방을 위해서는 임신 중 약물 복용에 주의하고 예방접종을 하여야 하며 선청성 심장질환 환아가 있는 부모는 다음 임신 때 16주에서 20주 사이에 심장 초음파를 통하여 태아의 심장 구조를 정확히 진단하는 것이 중요하다.

2) 후천성 질환

출생 시에는 심장이 정상적이나 살아가면서 질환을 얻게 되는 것으로 성인 심혈관 질환의 대부분을 차지한다. 후천성 질환으로는 급성 류마티스염, 감염성 심내막염, 가와사키질환 등이 있다.

(1) 급성 류마티스염

용혈성 연쇄상구균 감염과 관련된 자가면역 반응이 전신염증성 질환으로 발병되는 것으로 심근, 판막, 관절 등에 침범하는 질환이다. 증상은 심장 염증, 다발성 관절염,

홍반성 홍반, 피하결절이 나타나며 연쇄상구균 항체검사, 심전도검사(P-R 간격 연장) 등을 통해 진단 검사할 수 있다. 페니실린 등 항생제, 염증 조절 아스피린, NSAID (이부프로펜) 등으로 치료하며 퇴원 후 예방적 항생제를 사용하고 한 달에 한번씩 페니실린을 투여하고 심질환 가능성이 있으므로 3년간 계속 치료하는 것을 원칙으로 한다. 침상 안정이 절대적이며 적절한 영양 공급을 위해 적절한 열량과 단백질을 소량씩 자주 섭취하여야 한다.

(2) 감염성 심내막염

주로 연쇄상구균에 의해 발생하며 손톱 아래 선상출혈(얇은 검은 선)이 발생하거나 미열, 고열, 식욕부진, 권태감, 울혈성 심부전 등의 증상이 나타난다. 치료는 발견 즉시 시작하여야 하며 4주간 고용량의 항생제를 투여하고 발열 4시간마다 관찰하여야 한다.

(3) 가와사키질환

원인불명의 급성 열성질환으로 해열제에 반응하지 않는 갑작스러운 열이 5일 이상 지속되거나 결막 충혈, 딸기 혀, 발진, 손가락 끝부분의 피부 박리 증상이 나타난다. 관상동맥류와 합병증으로 발전할 수 있으며 급성기에는 빈혈, 미성숙 백혈구 증가, 심장초음파 확인 등을 통해 진단할 수 있다. 아스피린 투여를 통해 해열 및 항염, 혈소판 응집 억제작용 치료를 진행한다. 부작용으로는 빈맥, 과호흡, 오심, 구토, 발한, 이명 등이 발생될 수 있으며 고용량 감마-글로불린 정맥 투여 시에도 발생할 수 있다.

3) 관상동맥질환

관상동맥은 심장에 혈액을 공급하는 동맥으로 관상동맥을 흐르는 혈액량은 대동맥에서 나오는 전신 혈액량의 약 5%에 달한다. 심장 활동이 왕성하여 대사산물이 많으면 심혈관계의 혈관이 확장되어 혈행을 향상시키게 되며 동맥경화와 혈전에 의해 좁아지거나 막혀 심장근육에 혈액(산소, 영양분)을 제대로 공급하지 못하여 관상동맥질환이 발생하게 된다.

주요 관상동맥질환으로는 협심증, 심근경색, 부정맥, 돌연사 등이 있다.

(1) 협심증

동맥경화증, 혈전, 경련수축 등의 원인으로 심장혈관이 협착되어 심근에 허혈이 생기면서 나타나는 질환이다. 심장 동맥의 부분적 폐쇄(심근 허혈)에 의해서 평상시에는 증상이 없지만 심장이 많은 활동을 할 경우에 심장에 피가 충분하게 공급이 되지 않아서 생기는 병이다. 주로 고령, 흡연, 당뇨병, 비만, 운동부족, 스트레스, 혈압, 가족력에 의해서 생기게 되며 주요 증상은 급성 통증이나 활동시 통증이 발생하거나 흉통(좌측 어깨와 팔로 퍼지는 방사통)이 발생하게 된다. 예방 및 치료를 위해서 니트로글리세린 설하정을 혀 밑에 투여 시 통증이 소실되며 매일 30~40분 운동하고 소식, 채식, 저염식 등의 식이요법을 행하고 금연하여야 한다.

(2) 심근경색

혈전, 연축 등의 원인으로 갑자기 심장혈관이 막혀 심장 근육이 손상되는 질환으로 심장에 피를 공급하는 혈관이 막혀서 영양분을 공급받는 부위가 괴사에 빠지는 것을 말한다. 동맥경화증 등으로 혈관이 좁아져 있는 상태에서 혈전이 발생하거나 고령, 흡연, 고혈압, 당뇨병, 가족력, 비만, 운동부족 등이 원인이 된다. 주요 증상은 심각한 가슴 통증이 갑작스럽게 발생하고 종종 방사통이 좌측 팔, 턱, 목으로 퍼지며 가슴통증, 식은땀, 구토, 얼굴 창백, 혈압저하, 호흡수가 증가하게 되며 사망 위험이 높고 중년 이후 남성에서 많이 발생된다. 예방 및 치료를 위해서 매일 30~40분 운동과 금연, 소식, 채식, 저염식, 저콜레스테롤식 등의 식이요법이 필요하다.

(3) 부정맥

맥박이 불규칙적으로 뛰는 질환으로 빈맥, 서맥 등이 존재하며 어지러움, 졸도, 가슴의 통증, 식은땀 등의 증상이 발생하고 선천적 심장 이상, 담배, 술, 카페인, 갑상선기능항진증 등 심장의 전기적 신호의 발생과 전달에 이상이 생기면서 발생할 수 있다.

(4) 돌연사(sudden cardiac death)

심장병으로 인한 예기치 못한 사망으로 증상이 없거나 증상 발현 후 대개 한 시간 이내에 사망하는 질환이며 심한 관상동맥경화증 환자의 경우 심장근육 허혈상태에서 여러 가지 요인의 작용으로 부정맥을 유발하여 사망하게 되며 치명적인 심장 부정맥으로 대개 심실 세동에서 발생한다. 주요 병인으로는 관상동맥 질환(80%)과 심장이식이 가장 흔한 원인이고 심장의 근육 수축력이 심하게 약화되어 정상의 약 30% 이하가 될 때 심장 이식의 대상이 되는 비후성 심근증(hypertrophic cardiomyopathy)과 대동맥 판막협착증, 선천적 심장이상, 심근염(myocarditis) 등이 주요 병인이다. 심근염은 심장근육의 염증 침윤과 근육세포의 괴사 또는 변성을 동반한 심장근육병으로 나이와 상관없이 발생하며 대부분 바이러스에 의해 심장이 비대해지고 맥박이 불규칙하게 뛰는 증상이 나타난다.

제 13 장

뇌혈관 질환

제 13 장

뇌혈관 질환

1 뇌졸중

뇌졸중이란 뇌의 일부분에 혈액을 공급하는 혈관이 막히거나 터짐으로써 그 부분의 뇌가 손상되어 나타나는 신경학적 증상이다. 뇌졸중은 뇌경색과 뇌출혈에 의해 발생되는데 뇌경색(infarction)은 혈관이 막힘으로써 혈액을 공급받던 뇌의 일부가 손상되어 허혈성 뇌졸중(iscemic stroke), 경색성 뇌졸중으로 발전하며 뇌출혈(hemorrhage)은 뇌혈관이 터짐으로써 뇌 안에 피가 고여 그 부분의 뇌가 손상되는 질환으로 출혈성 뇌졸중(hemorrhagic stroke)으로 발전한다.

갑자기 한쪽 팔이나 다리에 힘이 없어지고 저리거나 감각이 없어 숟가락을 들지 못할 정도가 되거나 갑자기 말을 제대로 못 하거나 무슨 말인지 못 알아듣게 되며 갑자기 침이 한쪽으로 흐르며 혀끝 입술 감각이 없어지고 이유없이 한쪽 눈꺼풀이 쳐지고 눈동자가 감기거나 한쪽이 흐리게 보이거나 안 보이게 된다.

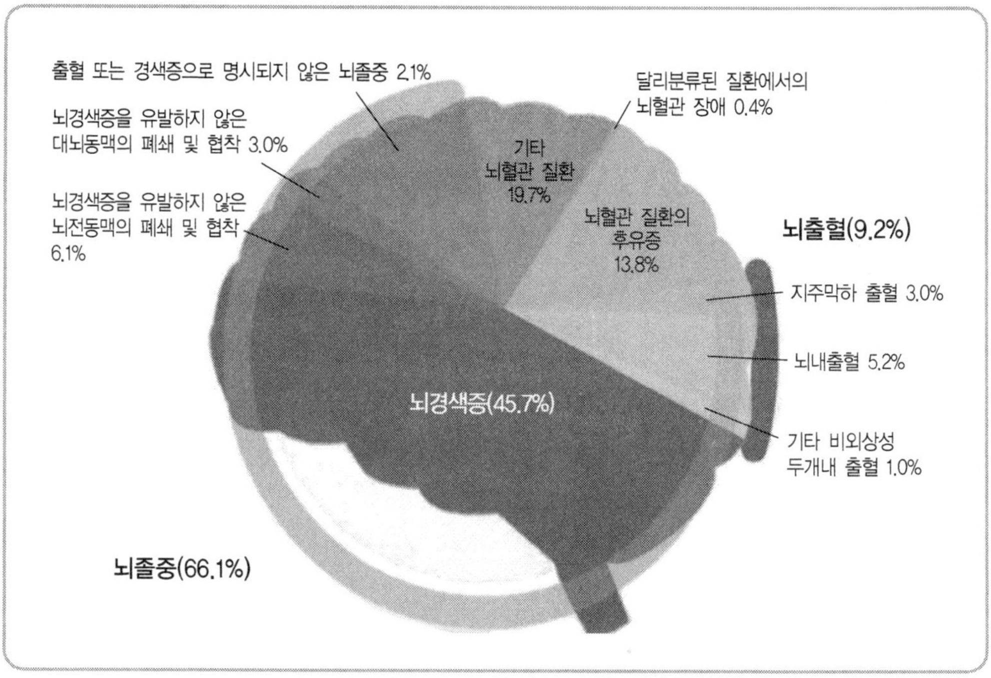

출처 : 2015년 건강보험심사평가원 질병 통계 기준

담배를 피우는 사람이 담배를 피우지 않는 사람에 비해 뇌졸중 발생률이 2~3배나 높으므로 담배는 미련없이 끊어야 하며 과도하거나 만성적인 음주는 혈압을 급격히 상승시킬 뿐 아니라 뇌동맥 혈관에 손상을 주기 때문에 뇌동맥 경화증을 유발하며 뇌출혈이나 뇌경색에 걸릴 위험이 커지므로 술은 최대 두 잔까지만 허락하도록 한다. 비만인 사람들은 그렇지 않은 사람들에 비해 2~3배 정도 뇌졸중 위험이 높고 뇌졸중 예방을 위해서는 정상 체중을 유지해야만 하며 과체중을 주의하여야 한다. 활발한 신체 활동을 통해 혈액순환이 좋아지고 혈관의 탄력성이 증가해 뇌졸중 예방에 도움을 주므로 1주 3회 30분씩 꾸준히, 규칙적으로 운동에 투자하여야 한다. 소금의 과다섭취는 혈압을 상승시키는데 혈액 속 나트륨 농도가 높아지면 삼투압 작용에 의해 물을 더 끌어들이면서 혈액 양이 증가하고 혈관이 받는 압력도 커지게 된다. 싱겁게 먹는 식습관이 뇌졸중을 예방하므로 육류를 피하고 과일이나 채소, 생선을 많이 섭취하면 뇌졸중 발생률이 무려 2/3 가량 감소하므로 싱겁고 담백하게 식단을 혁신하여야 한다. 스트레스는 그때그때 풀도록 하고 혈압과 콜레스테롤 수치 변화를 주

시하여야 한다. 50대 이상의 경우 최소 6개월에 한번은 혈압과 혈당을 체크하고 총콜레스테롤이 200 이상이면 혈관에 혈전이 형성될 가능성이 높아지므로 식이요법과 운동을 통해 그 이하로 떨어뜨리는 노력을 하고 콜레스테롤 수치를 수시로 체크하여야 한다.

또한 고혈압, 당뇨, 심장질환, 고지혈증 등 질환들이 뇌졸중의 위험도를 높일 수 있으므로 해당 질환의 치료가 최고의 뇌졸중 예방법이므로 이 질환부터 치료하도록 한다. 일단 뇌졸중으로 쓰러진 환자는 3시간 이내에 병원으로 옮겨 혈전용해제 사용과 같은 적절한 치료를 받는 것이 후유증을 줄이는 지름길이다. 따라서 응급상황 발생 시 3시간 내 병원으로 이송하여야 한다. 뇌졸중이 발병했던 사람의 경우 5년 내에 4명 중 1명이 재발 가능하므로 재발하지 않도록 지속적인 약물치료 등 2차 예방을 위한 노력을 기울이고 재발 방지에 올인하여야 한다.

2 뇌출혈

뇌출혈은 뇌혈관 벽의 약한 부분이 터져 출혈이 생김으로써 발생하는 뇌혈관 장애로 두개골 내의 출혈을 뇌일혈이라 한다. 뇌출혈은 고혈압 때문에 뇌혈관의 약한 부분이 터짐으로써 발생(약 75%)하거나 과도한 흥분이나 정신적 긴장, 과로 등의 요인에 의해 혈압이 상승 시 당뇨나 고지혈증 환자들에게서 발생한다. 뇌동맥류가 파열되어 발생하는 지주막하 출혈, 뇌동정맥 기형으로 인해 발생하는 뇌출혈, 백혈병이나 재생불량성 빈혈 등의 혈액 질환, 종양, 외상, 매독 등 혈관 자체의 질병 등의 원인에 의해 발생되기도 한다.

주요 증상으로는 두통, 현기증, 마비 등의 증상과 뇌실질 내 출혈의 경우 갑자기 쓰러지면서 "어지럽다", "머리가 아프다"라고 호소하며 구토하게 되고 몸의 한쪽이 마비되어 움직이지 않고 혼수상태에 빠지면 꼬집거나 때려도 반응이 없어지고 호흡은 거칠고 몰아 쉬며 발병 직후 깊은 혼수상태에 도달하면 대개 24시간 안에 사망하는 수가 많다.

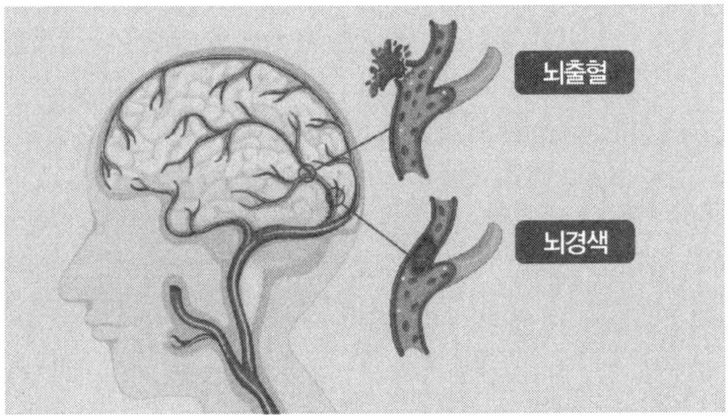

[그림 13-1] 뇌출혈과 뇌경색

출처 : https://hightechlowtech85.tistory.com/

CT와 MRI 등으로 두개 내의 출혈 여부를 확인하고 지주막하 출혈 시에는 뇌혈관 조영검사를 시행하여 동맥류를 진단한다.

절대 안정이 필요하며 뇌부종 시 고농도 포도당, 덱사메타존, 만니톨 등을 투약하고 뇌 혈액 순환 회복을 위한 주사와 지혈제, 진정제 등을 사용할 수 있으며 혈종의 크기가 작으며 환자의 증상이 경미하면 약물 치료를 시행한다. 혈종의 크기가 중등도 이상이며 마비가 있으면 머리뼈에 구멍을 내서 관을 넣어 혈종을 뽑아내는 수술을 시행하여야 하며 혈종의 크기가 매우 크며 뇌가 심하게 부어오를 때는 머리뼈를 절개해 혈종을 제거해야 하는데 응급조치가 늦어지면 뇌압이 상승해 의식을 잃고 사망하게 된다. 증상이 심할 때는 수술이 성공적으로 진행되더라도 예후가 좋지 못할 때가 많으며 뇌동정맥 기형인 경우 출혈이 생기기 전에 예방을 위한 목적으로 색전술이나 방사선 치료(감마나이프 시술)를 시행하여야 한다.

급격한 온도 변화나 혈압 변화를 피해야 하며 날씨가 추우면 혈관이 수축해 혈압을 높여 혈관이 터지기 쉽기 때문에 겨울철에는 갑자기 추운 곳으로 나오는 것을 피해야 한다. 과로를 피하고 일상생활에서 스트레스를 잘 해소해야 하며 충분한 수면을 취하고 규칙적인 운동을 통해 비만과 변비를 예방하여야 하며 과도한 소금 섭취를 피하고 고지혈증, 동맥경화를 예방하는 식이요법 등의 식사를 하도록 한다.

3 뇌경색

뇌경색이란 뇌혈관이 막혀 뇌의 일부가 손상되는 질환으로 목 부분에 있는 경동맥, 뇌 안에 있는 아주 작은 지름의 동맥까지 막힐 수 있는데 혈관이 지배하던 부위의 뇌가 괴사하여 지속적인 증상이 남는 질환이다.

동맥경화증에 의해 병든 혈관에서 발생하는 혈전이 혈관을 막거나 혹은 처음 형성된 부위에서 떨어져 나가 다른 혈관을 막는 색전이 발생하거나 혈전이 심장이나 굵은 뇌동맥 등에서 떨어져 나와 말단부 뇌혈관을 막아서 뇌손상을 유발하는 경우, 동맥경화증으로 인해 말단부 혈관이 아주 좁아진 경우 허혈성 뇌졸중이 생길 수 있다.

혈관이 막힌 혈관의 위치에 따라 반신 불수, 언어 장애, 시야 장애, 어지럼증, 의식 소실 등 다양한 증상이 나타난다.

CT나 MRI 검사를 통하여 뇌신경 및 뇌혈관의 상태를 파악 후 약물 치료나 수술 치료를 받아야 한다.

1) 약물 요법

혈전용해제, 항혈소판제제, 항응고제를 사용하여 치료하는 방법이다.

(1) 혈전용해제

뇌혈관이 막혀 뇌 혈류가 차단되면 불과 몇 시간 내에 뇌조직에 돌이킬 수 없는 손상이 생기는데 수 시간 내 혈전용해제를 투여하여 뇌 혈류를 재개해야 하며 치료가 잘 되면 증상은 즉시 호전되며 수일 이내에 회복된다.

(2) 항혈소판제제

혈관 벽에 혈전이 생기는데 이를 방지하기 위한 항혈소판제제를 투여하는데 대표적인 항혈소판제제로는 아스피린, 플라빅스, 티클리드 등이 있다.

(3) 항응고제

피의 응고를 저지시키기 위해 항응고제를 사용하는데 항응고제가 지나치게 많이 투입되면 뇌출혈이 생길 위험이 있으므로 항응고제 투여 중에 피 검사로 피의 응고 상태를 적정 수준으로 유지하여야 한다. 주사 제제인 헤파린과 경구용 제제인 쿠마딘을 사용하여 치료하는데 헤파린을 사용하고 3~4일 쿠마딘과 병용하다가 헤파린을 끊으면 된다.

2) 비약물 요법(혈관 성형술, 스텐트 삽입술, 경동맥 내막절제술)

두개 내외 뇌동맥이 심하게 좁아진 경우 약물 요법만으로 뇌졸중 재발을 막기 어려울 수 있으므로 뇌동맥의 협착 정도 및 양상, 환자 조건에 따라 좁아진 혈관을 넓혀 주는 스텐트 삽입술이나 동맥경화 자체를 없애 주는 경동맥 내막절제술을 시행한다.

4 치매

후천적으로 기억, 언어, 판단력 등의 여러 영역의 인지 기능이 감소하여 일상생활을 제대로 수행하지 못하는 임상 증후군을 치매라 한다.

전반적인 뇌 기능의 손상을 일으킬 수 있는 모든 질환이 치매의 원인이 된다.

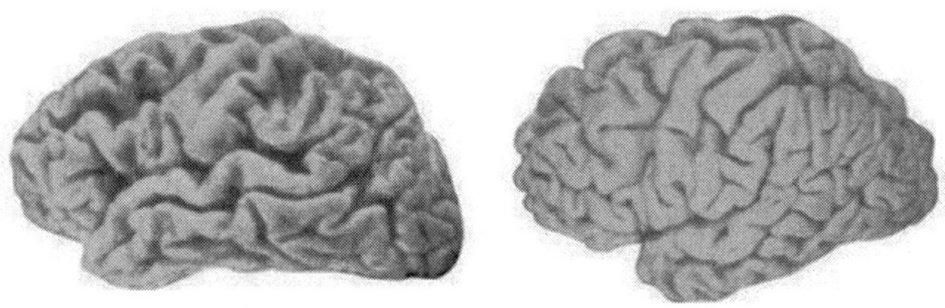

[그림 13-2] 알츠하이머 환자의 뇌와 정상 노인의 뇌

출처 : http://indavang.tistory.com/

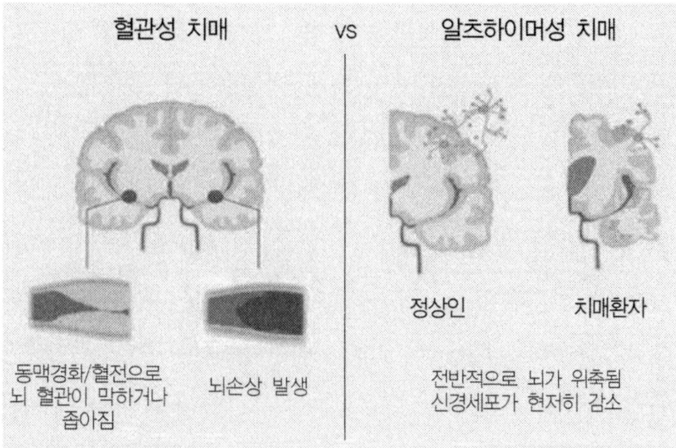

[그림 13-3] 혈관성 치매, 알츠하이머성 치매

출처 : http://indavang.tistory.com/

- 알츠하이머성 치매 : 뇌의 신경세포가 서서히 쇠퇴하면서 뇌 조직이 소실되고 뇌가 위축되는 질환으로 전체 치매의 50~60%를 차지한다.
- 혈관성 치매 : 뇌의 혈액순환이 잘 이루어지지 않아 서서히 신경세포가 죽거나 뇌혈관이 막히거나 터지면서 뇌세포가 죽으면서 발생한다.

기억력 감퇴뿐 아니라 언어 능력, 시공간 파악 능력, 인격 등 다양한 정신 능력에 장애가 발생함으로써 지적인 기능의 지속적 감퇴가 발생한다. 건망증 환자는 기억력 장애에 대한 주관적인 호소를 하며 지나친 걱정을 하기도 하지만 잊어버렸던 내용을 곧 기억해 낸다거나 힌트를 들으면 금방 기억하므로 치매와는 다른 개념이다. 힌트를 주어도 기억하지 못하는 경우가 많은 기억력 저하와 물건의 이름이 금방 떠오르지 않아 머뭇거리는 현상인 '명칭 실어증'인 언어 장애, 자기 집을 못 찾거나 집 안에서 화장실이나 안방 등을 혼동하는 시공간 파악 능력 저하, 거스름돈과 같은 잔돈을 주고받는 데 자꾸 실수하는 등 돈 관리를 못 하게 되는 계산 능력의 저하, 매우 꼼꼼하던 사람이 대충대충 일을 처리하거나 매우 의욕적이던 사람이 매사에 무관심해지며 감정의 변화도 많이 관찰되고 우울증이 동반되는 등 성격 변화와 감정의 변화가

많아진다.

환자와 보호자를 통해 간단한 병력을 청취하고 간단한 선별 검사를 시행하여 인지 능력을 평가하여 치매가 의심되면 정밀 검사를 시행하여 인지 능력이 실제로 저하되어 있는지를 진단한다. 정밀 검사는 환자의 인지 능력을 같은 연령, 학력, 성별의 정상군과 비교하여 얼마나 저하되어 있는지를 신경심리 검사를 통해 확인하여야 하며 치매의 원인을 찾기 위한 혈액 검사, 뇌영상 검사(MRI 등)를 시행하고 원인에 맞는 치료를 진행하며 원인적 접근과 약물치료, 기타 방법이 있다.

- 원인적 접근 : 뇌출혈, 뇌종양 등으로 인한 치매는 수술을 시행하고 뇌경색으로 인한 혈관성 치매는 고혈압, 당뇨, 흡연, 고지혈증 등과 같은 위험 요소를 사전에 제거하거나 지속적으로 치료하도록 한다.
- 약물 치료 : 콜린성 약제 등 신경인지기능 활성제를 사용하거나 항우울제, 항정신병 약물 등을 사용하여 치료한다.
- 기타 : 기본적 일상생활을 최대한 스스로 유지할 수 있도록 하는 작업 요법, 인지기능 강화 요법 등과 같은 다양한 프로그램을 실시한다.

알츠하이머성 치매는 인지기능 장애가 서서히 일어나서 점차 증상이 심해지므로 호전을 기대하기는 어려워 악화 방지가 치료 목표이다. 초기에 일상생활에 지장이 없으며 단지 기억력 등의 인지 장애 이나 시간이 지나면 일상생활에 지장이 발생하여 직업을 유지하거나 집안일을 하는데 어려움을 느끼게 된다. 다양한 행동 증상(배회, 환각, 화를 냄, 불면 등)이 나타나기 시작하며 폐렴, 요로감염증, 욕창성 궤양 등의 감염으로 인한 패혈증이 치매 환자 사망의 가장 흔한 직접적 원인이 된다.

예방법으로는 건전한 수준의 게임, 바둑, 카드놀이와 같은 종합적인 인지 능력을 요구하는 놀이를 하고 신문, 책을 읽거나 글을 쓰게 하며 건강한 식습관을 유지하고 꾸준히 걷는 운동 등 적절한 운동을 하게 하며 절주와 금연, 충분한 수면을 취하게 한다.

제 14 장

암

제 14 장

암

특이한 형태의 세포증식에 의해 형성된 악성 종양을 일반적으로 암이라 부르며 암세포가 발생되면 인접조직에 침투하여 정상세포내의 작용을 교란하게 되어 정상세포가 형태, 성질, 기능이 다른 돌연변이 세포로 변하게 되고 암세포의 전이가 계속 일어나게 된다.

1) 암의 발생기전에 대한 세가지 가설이 있다.

① 첫째 가설 : 세포의 분열에 의한 재생산 과정에서 자연발생적으로 유전적 결함이 야기되어 악성의 암세포가 생기게 된다는 이론.
유전적 결함은 과로하거나 노화된 세포가 분해될 때 잘 일어날 수 있으며 정상세포와는 다른 돌연변이적 세포가 형성된다.

② 둘째 가설 : 어떤 외부 물질들이 정상세포 내로 들어가 악성 세포로의 변화를 일으킨다는 이론.
발암물질에 지속적으로 노출되면 유전자에 영구적이며 복원 불가능한 변이

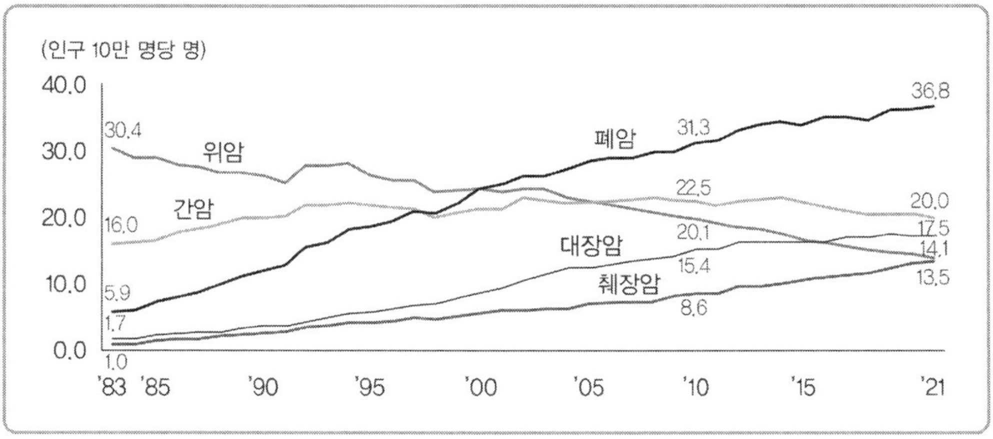

[그림 14-1] 악성신생물(암) 사망률 추이(1983-2021)

출처 : 2020년 사망원인통계 결과, 통계청

가 일어나게 되며 암세포를 만드는 발암 독성물질로는 방사선, 화학물질, 호르몬 약제, 담배의 타르 등이 있다.

③ 셋째 가설 : 세포의 염색체 속에는 암을 일으키는 발암성 유전인자가 있으며 어떤 요인으로 인하여 휴면상태에 있던 유전인자들이 활성화되면 이들이 걷잡을 수 없이 성장, 증식하여 암세포가 된다는 이론.

발암성 유전인자를 활성화시키는 요인으로 노령화, 스트레스, 발암성 물질, 바이러스, 방사선 등이 있다.

2) 암의 종류에는 암종, 육종, 림프종, 백혈병 등이 있다.

① 암종(Carcinoma) : 체표면 조직이나 동공에 발생되는 암으로 초기 단계에서는 순환기계와 임파계를 통해 전이되며 단단한 종양이 형성된다(예: 피부, 유방, 폐, 장, 구강 등에 발생하는 암).

② 육종(Sarcoma) : 조직의 내부 층, 즉 뼈, 근육 등의 내부 층에서 발생되는 암으로 초기 단계에서는 혈액을 통하여 전이되며 빈도가 높은 암은 아니나 암종보다 독성이 심하다.

③ 림프종(Lymphoma) : 림프계에서 발생되는 암으로 초기 단계에서는 림프계를 통하여 전이되며 단단한 종양을 형성하며 호지킨병, 비호지킨병으로 나뉜다.

④ 백혈병(Leukemia) : 혈액이 만들어지는 부위, 특히 골수와 비장에서 발생하는 암으로 미성숙한 백혈구가 비정상적으로 증가하는 암이다.

3) 우리가 감지할 수 있는 암의 증상은 혹이나 덩어리 감지, 기침이나 쉰 목소리, 배변습관 변화, 소변 습관과 방광 이상, 지속적인 통증, 목의 통증, 급격한 체중 감소, 음식을 삼키기 힘듦, 출혈 및 피부 변화 등이다.

① 폐암 : 위험요인은 오랜 기간동안 담배 연기의 흡입 및 직업적, 환경적인 발암물질에 의한 노출, 가족력 등이며 증상은 계속되는 기침, 둔한 가슴 통증, 상기도 감염, 천명음, 호흡곤란, 객혈 등이다. 전산화 단층촬영, 객담 유전자 검사, 혈관 기관지 내시경을 통해 조기 발견할 수 있으며 금연 및 보호 의복 및 마스크 착용 등 직업적, 환경적 노출 감시를 통해 예방할 수 있다.

② 간암 : 아플라톡신에 노출되거나 독성 환경에 노출, 바이러스간염, 알코올성 간경변에 의해 발생한다. 황달, 복수, 체중감소, 식욕부진 등의 증상이 나타나며 조기 발견을 위해 초음파 검사와 만성 간질환 환자의 철저한 관리와 주기적인 검진이 필요하며 B형 간염 백신 접종, 적절한 음주 습관 등을 통해 예방한다.

③ 위암 : 식이성 발암물질(흡연, 소금절이, 훈제음식), 가족력 및 유전적 경향에 의해 발병하며 체중감소, 식욕상실, 소화불량, 위장관 출혈, 복통을 일으킨다. 내시경 검사를 통해 조기발견이 가능하며 맵고 짠 음식, 탄 음식, 부패된 음식, 질산염이 많이 포함된 음식을 삼가하고 신선한 채소와 과일 등을 포함한 균형적인 식사를 하며 가족 중 위축성 위염, 소화성 궤양이 있는 대상자가 헬리코박터 파일로리균에 감염된 경우 치료를 받아야 한다.

④ 대장암 : 위험요인으로는 대장 폴립, 고지방식이, 저섬유소식이, 염증성 장질환, 입에서 항문까지 소화관 전체에 걸쳐 발생할 수 있는 만성 염증성 장질환인 크론병, 궤양성 대장염 등이다. 증상은 종양 위치에 따른 분류로 우측 대장은 빈혈, 위장관 출혈로 지속적인 하복부 통증, 우하복부 종괴증상이 나타나며 좌측 대장은 육안적으로 확인되는 대변 출혈, 대변 굵기의 감소,

장 습관 변화, 변비, 설사 등의 증상이 나타난다. 조기발견 및 예방을 위해서는 잠혈검사 및 S상 결장검사를 하고 5-10년 마다 대장내시경검사 및 신선한 과일과 야채, 섬유소를 많이 섭취하여야 한다.

⑤ 유방암 : 위험요인은 비만, 고지방 섭취, 유방암의 가족력, 조기 초경, 늦은 폐경기, 미출산 등이며 주요 초기증상으로는 아래와 같다(그림 14-2).

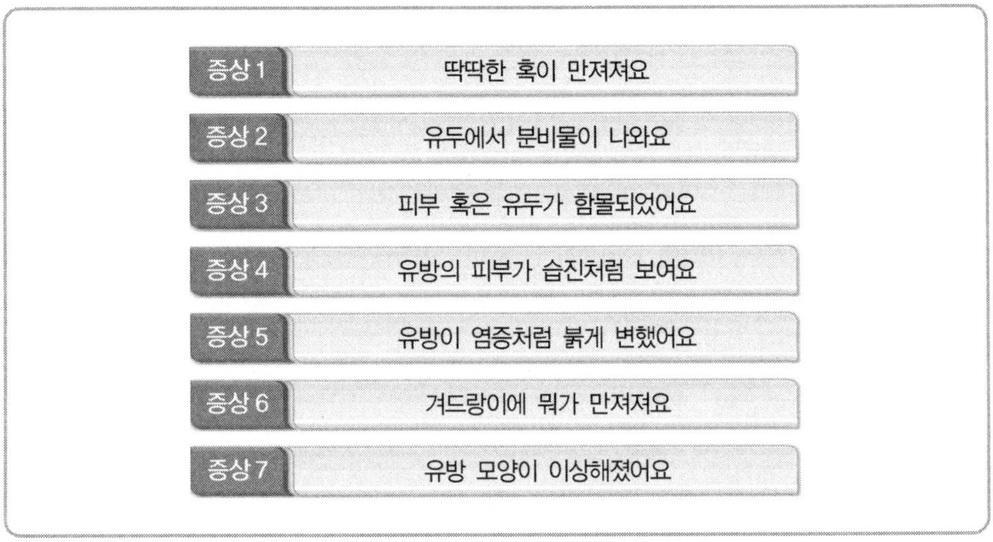

[그림 14-2] 유방암 초기증상

출처 : seolwonam's clinic

조기발견을 위해서는 임상검진을 받아야 하며(20~40세 3년마다, 40세 이상 매년) 가족력있는 여성은 25세부터 검진을 받아야 한다. 금연, 적당한 운동, 신선한 야채 및 과일 섭취를 통해 예방한다.

4) 암의 위험요인으로는 생활습관 요인, 생물학적 요인, 직업적 요인, 바이러스 요인, 의료적 요인, 환경공해 요인, 음식물 요인, 사회심리적 요인 등이 있다.

① 생활습관 요인 : 흡연과 음주가 가장 중요하며 독립적으로도 암 발생의 요인이 되지만 동시에 작용할 경우 암에 걸릴 확률이 높아진다. 흡연은 폐암, 후두암, 구강암, 인두암, 식도암, 방광암, 췌장암 등을 유발하고 음주는 간암,

구강암, 식도암, 후두암, 직장암, 유방암 등을 유발한다.

② 생물학적 요인 : 유전과 체질 및 부모의 체질이나 약한 면역체계 등이다.

③ 직업적 요인 : 발암성 물질을 취급하거나 햇볕에 장기간 노출되는 경우이다. 폐암은 건축 분야, 자동차산업 분야에서 석면을 취급하는 사람들, 우라늄 광산에서 라돈에 노출된 사람들이, 피부암은 태양 아래서 오랫동안 일하는 농부, 인명구조대 요원, 건설 현장 인부들이 걸릴 확률이 높다.

④ 바이러스 요인 : 파필로마 바이러스는 자궁경부암과 피부암을 B형 간염 바이러스는 간염과 간경화를 거쳐 간암을 유발한다.

⑤ 의료적 요인 : 치료목적으로 사용되는 약물과 방사선에 의해 암이 발생되고 경구피임약을 장기 복용할 경우 유방암, 자궁경부암, 간암을, 폐경기 전후 에스트로겐을 복용할 경우에는 자궁내막염, 유방암이 걸릴 확률이 높으며 방사선 피폭 물질의 이온화를 유발하는 전리 방사선이 문제가 있으므로 치료목적의 방사선이더라도 노출될 경우 각종 암에 걸릴 위험성이 높다.

⑥ 환경공해 요인 : 폐암은 도시의 대기 중에 있는 석면, 비소, 라돈 등의 영향을 받고 방광암은 수돗물의 염소처리 과정에서 발생하는 할로겐 유기물질에 의해 암을 유발한다.

⑦ 음식물 요인 : 지방질 음식의 과잉섭취는 유방암, 전립선암, 대장암 등을 유발하며 과다한 칼로리의 섭취도 유방암과 자궁내막암의 원인이 된다.

⑧ 사회심리적 요인 : 사회적 지지가 결여되어 있거나 정서적으로 불안한 사람에게서 암 발생이 높으며 심한 우울증은 우리 몸의 면역체계 기능을 저하시켜 암에 대한 저항력 감소를 유발시킨다.

5) 암 예방의 10대 예방 수칙으로는

① 담배를 피우지 말라.

② 주 4회 이상, 하루 30분 이상 땀이 날 정도로 운동하라.

③ B형 간염 예방주사를 맞아라.

④ 채소와 과일을 충분히 먹고 균형잡힌 식사를 하라.

⑤ 안전한 성 생활을 하라.

⑥ 짠 음식이나 탄 음식은 피하라.
⑦ 발암물질에 노출되지 않도록 작업장 안전 수칙을 지켜라.
⑧ 술은 하루 두 잔 이내로만 마셔라.
⑨ 자신의 체격에 맞는 건강 체중을 꾸준히 유지하라.
⑩ 암 검진 빠짐없이 받아라 등이다.

제15장

중독

제 15 장

중 독

1 게임중독

다른 일상생활보다 게임을 우선시해 부정적인 결과가 발생해도 게임을 지속하거나 확대하는 행위를 게임중독이라 한다.

세계보건기구(WHO)에서는 '게임중독(게임이용장애, gaming disorder)'을 질병으로 분류하였다. WHO에서는 게임을 하고 싶은 욕구를 참지 못하며 끝내지 못하는 경우, 다른 일상생활보다 게임을 우선시하는 행위, 게임때문에 문제가 생겨도 게임을 중단하지 못해 문제를 일으키는 상태 등 3가지 기준으로 이러한 증상이 12개월 이상 지속되는 경우를 게임중독으로 보았다.

주의력 결핍 장애, 자기 통제 혹은 충동 조절의 어려움, 낮은 자아존중감, 부모와의 소외된 관계 등이 게임중독 증상과 연관된 것으로 보았다.

게임과다 시 신체적 변화로 청소년의 학교생활 부적응, 사회성 저하, 불안, 우울,

낮은 정체성 등이 발생하기 쉽고 잘못된 자세로 유지될 경우 목과 척추 등에 압박이 가해져 디스크를 유발하며 스마트폰의 과도한 사용으로 인한 안과 질환 및 과도한 게임이용 시 뇌 이상이 발생할 수 있다.

가상과 현실의 구분이 불가하고 현실적 자아를 상실하며 게임에서의 폭력성이 현실에서의 폭력적 행위로 재현되어 폭력 및 공격 성향을 조장한다. 매체에 대한 의존성이 강화되며 물질주의 가치 강화에 의한 탈인간화가 진행되며 본능적 행위가 많은 작용을 하게 되어 행위의 충동성이 높아지는 충동적 행동이 발생하며 현실에서의 타인과의 관계가 배제되어짐에 대인관계를 통한 다양한 사회적 기능을 습득하지 못하게 되는 결과를 초래하는 등 사회에 적응이 어렵고 게임에서의 대리 만족에 의한 현실적 공허감, 우울증을 유발한다. 또한 요통, 견통, 손목 및 손가락 근육 이상, 안구건조증, 시력 저하, 혈액 순환 장애, 소화 불량 등 신체적 악영향을 주게 되며 불안하고 초조하며 환상이나 환영이 보이고 식욕이 저하되며 모든 일에 의욕이 저하되는 게임 금단현상이 발생하며 가족과의 대화 단절 및 학습 장애를 일으킬 수 있다.

2 인터넷 중독

현대 사회는 초고속 유무선 인터넷, 스마트폰 등 첨단 기술의 발달로 인터넷은 가상의 공간이 아닌 일상생활의 영역이 되었으며 이에 따라 인터넷에 따른 부작용들이 발생하고 있다. 1996년 골드베르그(Goldberg)가 처음으로 인터넷 중독(Internet addiction)으로 명명하였으며 인터넷 중독장애(Internet addiction disorder), 병적 인터넷 사용(Internet pathological use), 인터넷 의존(Internet dependency) 등으로도 불린다.

내성과 인터넷에 접속을 하고 있지 않으면 왠지 허전하고 안절부절하는 금단 증상, 현실 속에서 다른 사람들과 관계를 형성하기 어려워 사회적으로 고립되며 주의력결핍과잉행동장애(ADHD, Attention Deficit Hyperactivity Disorder)와 우울증, 충동조절장애 등의 증상이 나타난다.

진단기준(DSM-5)을 살펴보면

① 집착 : 하루에 하는 활동 중 인터넷 사용을 가장 많이 하고 하루 종일 인터넷에 관한 생각을 한다.

② 금단 : 인터넷을 하지 않으면 슬프고, 불안, 초조하게 되며 인터넷 사용을 강제로 중지당하면 기분이 상한다.

③ 내성 : 인터넷 사용을 할 때 점점 그 양이 늘어나게 된다.

④ 인터넷 사용 조절 어려움 : 인터넷을 줄이거나 중단하려고 시도해 보았지만 번번히 실패한다.

⑤ 인터넷 이외의 활동 감소 : 인터넷을 사용한 이후로 전에 하던 취미나 놀이 등의 활동을 잘하지 않는다.

⑥ 부정적 결과에도 지속적인 인터넷 사용 : 인터넷으로 인해 일상생활에 어려움이 생겨도 인터넷을 계속해서 사용한다.

⑦ 인터넷 사용을 속임 : 가족이나 친구들에게 인터넷을 사용하였음에도 이를 숨기거나 거짓말을 한다.

⑧ 부정적 감정의 회피 또는 해소를 위함 : 불안, 슬픔 등의 부정적 기분을 잊기 위하여 인터넷을 사용한다.

⑨ 인터넷 사용으로 인한 부정적 결과 : 성적 저하, 언어 및 신체 폭력, 은둔형 생활 등

인터넷 중독의 요인으로는 개인적 요인과 환경적 요인으로 나누어 볼 수 있다.

① 개인적 요인 : 높은 우울감, 낮은 자기통제력, 낮은 자아존중감, 높은 충동성

② 환경적 요인 : 사회적 지지의 부족, 거부 혹은 통제적 부모양육태도, 원활하지 못한 부모와 자녀의 의사소통

인터넷 중독의 영향으로 뇌의 도파민 과다분비와 학교폭력 및 충동조절 장애, 물질중독, 의사결정 능력의 저하가 발생한다.

3 마약중독

WHO에서는 '약물이란 의존성, 내성, 금단증상 등 개인에 한정되지 않고 사회에도 해를 끼지는 물질'이라 정의하였다. 중추신경계에 작용하면서 오용하거나 남용할 경우 인체에 심각한 위해가 있다고 인정되는 약물로서 헤로인, 코카인, 양귀비, 대마초 등 중독성 물질이며 중등도 이상의 급·만성 통증의 조절에 사용한다. 마약의 부작용으로는 구역, 구토, 두통, 복통, 착각, 환각 등 정신병적 상태로 지나치면 혼수상태나 사망에 이르게 된다.

마약사범은 1만 8,000명(검찰청, 2021)이고 우리나라는 마약 '청정국'에서 '오염국'으로 변하였고 국내 거주 외국인, 주부, 회사원, 청소년 등이 연관되었고 마약이 더 이상 구하기 어려운 약물이 아니며 일상생활에서도 이미 널리 사용되고 남용우려가 있다. 불법적 사용시 개인은 신체와 정신, 가정 파괴 및 사회적으로 각종 범죄가 생기고 경제적으로도 불법 유출, 유입 및 자금 흐름의 왜곡을 일으키게 된다.

개인이 충족되지 않는 감성적 욕구나 정서적으로 우울한 상황을 '회피', '대리만족', '자기애' 형태로 감정을 추구하고 소외로부터 벗어나기 위한 행복의 간접적 경험을 위해 마약 중독에 빠지게 된다.

약물의 특성과 종류에 따라 신체적으로는 주사자국, 졸음, 건망증, 흐릿한 눈빛, 체중 감소 등의 증상이, 정신적으로는 헛소리, 피해 망상, 초조, 불안, 과도한 흥분 증상이, 정서적으로 무책임, 태만, 거짓말, 혼자만의 행동 증상이 나타난다.

[표 15-1] 마약의 종류

구분		약물
마약	천연마약	아편, 모르핀, 코데인, 헤로인, 코카인 등
	합성마약	페티딘, 메사돈 등
향정신성 의약품	환각제	LSD, MDMA, 메스칼린 등
	각성제	메스암페타민, 야바 등
	중추신경억제제	바르비탈류, 벤조디아제핀계 등
대마		대마초, 대마수지, 대마오일 등

향정신성의약품은 중추신경계에 작용하는 것으로 오용 또는 남용할 경우 인체에 현저한 위해가 있다고 인정되는 약물이며 향정신성의약품으로 지정되면 마약류로 취급되어 엄격한 관리를 하게 되고 처벌규정이 적용된다.

① 의존성(dependence) : 정신적 효과를 얻기 위하여 또는 중단했을 때의 불쾌함을 피하기 위하여 계속적, 주기적으로 약물을 섭취하지 않으면 안되는 상태
② 내성(resistance) : 약물의 반복적인 사용에 의해 약효가 저하되는 현상으로 이전과 동일 용량을 투여해도 효과가 나타나지 않거나 적게 나타나는 것
② 금단증상(withdrawal symptom) : 지속적으로 사용하던 물질(알코올, 니코틴, 진정・수면・항불안제 등)을 갑자기 중단하거나 양을 줄일 때 발생하는 생리적, 심리적, 행동적 반응

마약 중독에 대한 정책과 예방을 위한 교육 및 시스템을 도입하고 이들을 범죄자, 환자로 생각하지 말고 사회에 다시 돌아갈 수 있는 방안을 마련하며 마약의 유통 및 매매업자의 처벌을 강화하여야 한다.

4 도박중독

도박이란 불확실성에 돈을 거는 행위이며 도박중독이란 도박으로 인해 여러 영역에 문제가 생기는 경우를 말한다.

미국정신의학회에서 진단하는 도박중독의 진단기준은 하기와 같다.

① 도박에 집착
② 같은 흥분감을 느끼기 위해 돈의 액수가 점점 커짐
③ 도박 행동을 중지하려는 노력이 거듭 실패
④ 도박 행동 중지를 시도할 때 안절부절 못하거나 신경과민 증상
⑤ 무력감, 죄책감, 불안감, 우울감 등과 같은 정신적 문제에서 탈출하기 위해서나 불쾌한 기분을 가라앉히기 위한 수단

⑥ 도박으로 돈을 잃고 나서 이를 만회하기 위해 다시 도박판으로
⑦ 자신이 도박에 빠져 있는 정도를 숨기기 위해 가족, 치료자, 다른 사람들에게 거짓말
⑧ 도박 자금을 위해 지폐를 위조하거나 사기, 도둑질, 공금횡령과 같은 불법 행위
⑨ 도박으로 인해 중요한 대인관계가 위태로워지거나 직업이나 교육 및 출세의 기회 놓침
⑩ 도박으로 인한 절망적인 경제상태에서 벗어나기 위해 다른 사람에게 돈을 빌림

도박중독은 도박 자체의 요인, 사회환경적 요인, 성격적 요인, 유전적 생물학적 요인으로 나누어 볼 수 있다.

① 도박 자체의 요인 : 쾌감뿐 아니라 현실 도피적인 성향도 만족하며 사회적응의 어려움이나 고민, 불안과 같은 부정적 감정도 회피할 수 있는 좋은 수단
② 사회 환경적 요인 : 경제적 위기로 실직자가 많고 건강하게 여가를 보내기 어려운 사회 환경
③ 성격적 요인 : 무료함을 견디지 못하고 끊임없이 새로운 자극을 찾아 나서고 위험을 무릅쓰고 도전하는 성향
④ 유전적, 생물학적 요인 : 도파민, 세로토닌 및 노르에피네프린 등의 여러 신경전달물질이 관여

도박중독의 치료를 위해서는 약물치료, 인지행동치료, 단도박 친목모임 운영을 통한 치료 등의 방법이 있다.

① 약물치료 : 항우울제의 일종인 세로토닌 재흡수 억제제와 알코올 중독자의 술에 대한 갈망을 줄여주는 항갈망제 등을 사용하여 치료하는 방법
② 인지행동치료 : 잘못된 생각과 믿음을 체계적으로 교정하여 도박 충동 조절
③ 단도박 친목모임 : 중독자들의 자발적인 모임인 단도박 친목모임에 초기부터 병원치료와 함께 참여

제 16 장

우울증

제 16 장

우울증

1 우울증

우울증은 일시적인 우울감과는 다르며 사고, 의욕, 행동, 수면, 신체 활동 등 전반적인 정신 기능이 지속적으로 저하되어 일상생활에 악영향을 미치는 상태이다. 다른 정신 질환과 마찬가지로 다양한 생화학적, 유전적, 환경적 요인 등이 우울장애의 원인이 된다.

① 생화학적 요인 : 신경전달물질과 연결이 되어 있고 호르몬이상도 하나의 원인

② 유전적 요인 : 우울증이 재발하는 경우가 잦을 경우와 우울증에 걸린 부모 밑에서 자라면 아이가 우울증에 걸릴 수 있음. 일란성 쌍둥이의 경우 한 명이 주요 우울증을 앓고 있으면 다른 한 명도 우울증이 걸릴 확률이 50% 정도

③ 환경적 요인 : 살아가면서 대처하기 어려운 상황들로 사랑하는 사람을 잃는 것, 경제적인 문제 등

남성보다 여성의 발병률이 20-30% 높은 편이며 갱년기가 되면서 여성 호르몬이 크게 작용한다.

④ 사회적 원인 : 슬픔, 우울한 기분, 피로, 두통, 불면증 또는 자기 파괴적인 행동

⑤ 신체적 원인 : 갑상선질환, 내분비질환, 뇌졸중, 종양 등을 유발

⑥ 생물학적 원인 : 계절성 우울증은 기분 장애의 일종

⑦ 심리적 원인 : 특별한 성격을 가진 사람

우울증은 다행히 치료가 가능한 정신질환 중 하나로 우울증 환자의 80-90%는 치료를 잘 받고 증상이 완화될 수 있다. 일반적으로 치료가 필요한 병적 우울증의 특징을 보면 우울 증상이 2주 이상 오래 가고 식욕과 수면 문제가 심각하며 심한 주관적 고통이 심하다. 우울증으로 인한 정신적 고통을 견디기가 힘들고 계속될 것이라는 비관적인 생각이 들면 자살 기도를 하게 되며 이럴 때는 혼자 힘으로 회복하려 하지 말고 정신과 의사의 도움을 받아야 한다. 또한 우울증은 사회적, 직업적 역할 수행에 심각한 지장을 주고 식욕과 수면에 문제가 생겼을 때 환각과 망상이 동반되는 경우도 있고 자살 사고가 지속되는 경우도 있다.

[표 16-1] 연령에 따른 특이한 우울증상

소아청소년	중년	노인
• 짜증, 반항 • 등교 거부, 성적 저하 • 여러 가지 신체증상 • 약물남용 • 청소년 비행 • 고3병	• 건강 염려증 • 죄책감, 의심 • 절망감, 공허감 • 건망증 • 빈둥지 증후군 • 홧병	• 모호한 신체 증상 • 불면 • 불안 • 집중력과 기억력 저하 (가성치매)

출처 : 보건복지부, 대한의학회

주요 우울증의 진단 기준(DSM-IV)을 보면 아래 9개 항목 중 5개 이상(1, 2번 중에 하나 이상 포함)이 있고 이러한 증상으로 일상생활이 심각하게 저해되면 우울증으로 진단한다.

① 2주 이상, 거의 매일 지속되는 우울한 기분

② 일상 대부분의 일에서 관심 및 흥미 감소
③ 식욕 감소/증가(체중 감소/증가, 한 달에 5% 이상 초과)될 경우
④ 불면 또는 과다 수면
⑤ 정신운동 지연 또는 정신운동 초조
⑥ 피곤 또는 에너지의 감소
⑦ 무가치감, 부적절한 죄책감
⑧ 집중력 저하, 우유부단
⑨ 반복적인 자살 생각

수면, 식사, 운동이 우울증 치료와 예방의 기본이 된다. 그러나 많은 사람들이 다른 사람의 도움없이 해결하는 방법을 찾고 있으나 본인의 노력으로 이겨내지 못하는 경우 약물치료가 효과적이다. 약물치료는 약물 투여 2~3주 후에 효과를 보이기 시작하며 대개 4~6주 정도 지나면 충분한 효과를 본다. 약물치료로 우울증 증상이 호전되더라도 6개월 정도는 약물치료를 계속하여야 하고 약물을 장기간 사용해도 신체에 특별한 위험성과 중독성은 거의 없다. 정신치료(심리요법)는 우울증을 유발한 스트레스에 대처하는 능력을 향상시키는 방법으로 정신치료 시 우울증 치료와 정신건강도 향상시키게 된다. 전기경련요법(electroconvulsive therapy)은 환자에게 경련을 전기로 유도함으로써 정신질환 증상을 치료하는 정신학적 비약물치료이다. 우울증의 가장 효과적인 치료법 중 하나이며 특히 노인 우울증 환자의 경우 약물치료보다 안전하게 신속한 증상조절이 가능하다. 다른 치료에 비해 효과가 아주 빨라서 수일 내지 1~2주면 치료 효과를 기대할 수 있고 합병증이 발생할 확률도 적어서 자살 위험성이 높은 경우, 신체 쇠약이 심해서 빠른 치료가 필요한 경우, 항우울제에 반응이 없는 경우에 사용한다. 마지막으로 반복적경두개자기자극법(repetitive transcranial magnetic stimulation)은 코일에 짧고 강한 전류를 흘려 급격히 변화하는 자기장을 유발하고 이 자기장이 다시 전기장을 유발해 사람의 두피 위를 자극할 때 대뇌의 신경세포를 흥분시키는 방법이다.

2 산후 우울증

출산 후 4주 사이에 심해지는 우울감과 이로 인한 증상을 말하며 산후 에스트로겐, 프로게스테론 등의 갑작스러운 호르몬 변화와 출산 및 육아 스트레스로 양육에 대한 부담감 때문에 발생한다. 산모는 이유없이 불안하거나 눈물이 나고 식욕이 없으며 죄책감을 경험하고 밤에 잠을 잘이루지 못한다.

원인은 아직까지 명확하지 않지만 산모는 출산 직후의 급격한 호르몬 변화와 출산의 고통으로 가벼운 우울감을 경험하고 산후 우울증을 경험한 적이 있는 임산부의 30~50%는 다음 임신 시에도 다시 우울감을 경험하게 된다. 육아에서 오는 스트레스, 어머니 역할에 대한 중압감, 고부 갈등, 부부 갈등 등의 심리적인 요인으로 인해 발생하는 것으로 알려져 있다.

출산 4주 이내에 불안정한 모습, 우울한 기분, 슬픔 등 심한 감정 변화, 갑자기 눈물을 흘리는 모습, 불안, 초조, 집중력 저하 등의 증상 등을 보이며 본인과 아기에 대해 죄책감을 느끼거나 양육에 대해 심리적 중압감을 심하게 느끼게 된다.

일반적인 우울증의 진단 기준과 동일하며 출산 후에 우울증상이 시작되었음을 알아내는 것이 중요하다. 다른 질병으로 인해 발생했는지 알아보기 위해 빈혈이나 갑상선기능저하를 확인할 수 있는 혈액 검사를 시행한다.

산모의 노력과 주위의 이해가 무엇보다도 중요하며 현재의 불안 증세는 산후에 올 수 있는 자연스러운 증상이라고 생각하고 남편이나 친정어머니, 시어머니 등 가족의 협력이 필요하고 산모는 남편이 옆에 있는 것만으로도 안정감을 느끼므로 특히 남편의 역할이 중요하다. 산후 우울증이 발현되는 시점이 수유 시기와 겹치므로 항우울제와 같은 약물치료는 권장하지 않는다. 우울증으로 인해 일상생활에 심각한 지장이 있거나 자살을 생각할 정도로 증상이 심한 경우에는 전문가와 상담하여 항우울제 등의 약물치료, 심리상담 또는 정신치료를 시행할 수 있다.

산후 우울증을 적절히 치료를 받지 않으면 출산 후 1년 이상 증상이 지속되기도 하므로 산후 우울증이 오래 지속되면 아기를 제대로 양육하기 어렵고 아기의 성장 발달과 엄마-아기 관계 형성에 악영향을 미치며 가족 관계가 나빠지게 된다.

산후 우울증 체크 법 중 9개 이상에 해당되는 경우 의사나 전문가와의 상담이 필요하다.

① 기분이 좋을 때와 나쁠 때의 차이가 심하고 작은 일에도 쉽게 마음이 동요된다.
② 쉽게 울적해지고 다른 사람과 이야기할 기분이 들지 않는다.
③ 모든 일에 관심이 없고 사물에 대한 의욕이 없어진다.
④ 즐거운 일을 권유받더라도 기분이 나지 않고 거절하는 경우가 많다.
⑤ 원인을 알 수 없이 어딘지 모르게 몸 상태가 좋지 않다.
⑥ 사소한 일에도 울적하고 슬퍼지거나 눈물이 난다.
⑦ 주변에 자신을 알아주는 사람이 없고 언제나 우울한 느낌이다.
⑧ 쉽게 기분이 좋거나 나빠지며 안정되지 않는다.
⑨ 원인을 알 수 없는 막연한 불안감에 사로잡혀 항상 초조하다.
⑩ 마음이 상하는 사소한 일이 꼬리를 물고 일어나는 느낌이 들어 끙끙 앓는다.

3 소아 청소년기 우울증

우리나라 청소년들은 다른 나라에 비해 우울증이 발생할 비율이 매우 높은 편이고 대인 관계뿐 아니라 학업과 진학 등으로부터 오는 스트레스가 원인이 된다. 매사가 귀찮고 권태로운 성인 우울증과는 달리 청소년 우울증은 특정한 것에 지나치게 몰두하고 어떤 상황에 대해 집착하다가 이내 곧 흥미가 떨어져 짜증을 보이는 극심한 감정기복 상태를 보인다. 대부분의 부모들은 사춘기로 착각하고 있어 우울증에 대한 치료가 늦어질 수 있다. 어린이의 우울증은 흔하지 않지만 우울증이 없는 것은 아니며 요즘 아이들은 많은 스트레스 속에서 자라고 있어 우울증을 앓는 아이도 있으며 아동청소년은 우울하더라도 스스로 힘든 부분을 이야기하기 어려워하기 때문에 이 우울감이 신체적 증상, 비행, 공격적 행동으로 나타나는 경우가 많다.

슬픔, 초조감, 흥분, 집중력 저하, 수면 및 식욕의 변화, 자기 비판 증가, 절망, 공허감, 에너지 상실, 일상생활이나 친구에 대한 흥미의 상실, 죽음에 대한 생각 증가,

자살 위협 등의 증상이 나타난다. 우울한 기분 대신 사소한 일에 예민하게 반응하고 화를 잘내며 짜증스러워하고 집중력이 떨어지고 안절부절 못하고 성적이 떨어지며 말수가 적어지고 통증을 호소하고 감정이 없는 듯 보이고 피곤해 하며 늘 하던 일에 재미를 느끼지 못하고 수면 이상이 발생한다.

부모와 아이를 직접 면담하고 필요하다면 심리 검사를 시행하여야 한다.

항우울제를 사용한 약물치료와 인지행동치료, 대인관계치료 등 신경호르몬을 조절하여 우울 증상을 개선하여야 하므로 습관성이나 부작용이 없는 안전한 약을 사용하여야 하며 약물 치료를 시행하여 우울증상에 호전이 있더라도 약물복용을 바로 끊지 않고 9~12개월 정도 유지치료를 하는 것이 필요하다.

우울증에서 중요하게 생각해야 할 부분은 아동청소년의 자살이 항상 우울증과 연관되는 것은 아니고 우울하다고 항상 자살에 대한 생각을 하는 것도 아니다. 아동청소년이 자살을 이야기하거나 자살을 기도한다면 아이의 이야기를 잘 들어주고 24시간 아이를 관찰해야 하며 반드시 소아청소년 정신과를 방문하여 아이가 적절한 평가와 치료를 받도록 해야 한다.

청소년의 자살심리는 입시부담, 학교내 폭력, 부모체벌에 대한 공포 등의 어려운 상황을 피하기 위한 회피심리로 못난 자기처벌, 징벌성의 자기처벌 심리가 작용하며 욕구좌절시 본인 성질을 자제하지 못하고 흥분하는 충동적인 자해심리이다.

제 17 장

자 살

제 17 장

자 살

1 자살

WHO에서는 '자살은 치명적인 결과를 초래하는 자해 행위'라고 정의하였는데 자해 행위란 어느 정도 자살의도를 가지고 그 동기를 인지하면서 자기 자신에게 가한 상해를 의미한다. 일반적으로 자살이란 행위자가 스스로를 죽이려는 의도를 가지고 행한 죽음으로 자신에게 가한 폭력으로 자발적, 의도적으로 자신의 생명을 끊는 행위로 고의적으로 자신에게 부과한 죽음을 의미한다. 우리 주변엔 미화된 자살과 비장하게 숭고화된 자살로 포장된 자살이 많은데 정치적으로 암울했던 시기에 자신의 몸을 불살라 인간 해방과 민주주의를 외친 열사나 팔레스타인의 독립을 쟁취하기 위하여 폭탄을 두르고 자살 테러 감행 등 단순한 자기살해가 아닌 대의를 위한 자기 희생 등이 일례이다.

자살의 어원을 살펴보면 영어(Suicide)는 라틴어의 Sui(자신)+Caedo(죽이다)의 합

성어이고 自殺은 자기를 살해한다는 의미이며 독일어 Selbstmord도 Selbst(자기)+Mord(죽이다)의 의미로 대부분의 문화권에서 단순한 죽음이 아닌 살인이라는 부정적인 의미가 내포되어 있다.

자살의 실태를 보면 여성보다 남성의 자살률이 높으며 나이가 많을수록 자살률이 높아지며 남성과 여성의 자살률도 비슷해지며 자살기도율은 여성이 높고 자살기도 연령층은 15~30세로 비교적 젊은 연령에 많다. 2003년 이후 한국을 제외한 국가는 2012년을 기점으로 점차 자살률 감소추세이지만 우리나라는 연간 최대 자살국가(OECD 국가 평균 자살률의 2배)라는 오명을 받고 있으며 사회경제적 지위가 낮을수록 자살률이 높아 국가적 차원에서 자살예방을 위한 적극적인 활동을 추진하는 것이 필요하다.

자살률 감소에 성공한 핀란드와 일본의 자살예방정책은 국가의 강력한 자살예방정책의 추진 결과라고 할 수 있다.

핀란드

핀란드는 유럽에서 자살률이 가장 높았고 젊은 남성의 자살 문제가 심각한 국가였다. 핀란드 정부는 1986년~1992년 학교, 병원, 사회복지기관, 군대, 교회 등 각계각층의 전문가 5만 명을 동원하여 1,337명에 대한 '심리적 부검'을 실시하였다. 핀란드 정부는 '심리적 부검' 결과를 바탕으로 국가자살예방 프로젝트를 실시하여 자살 원인을 파악하고 유형별로 분류하여 결과를 활용한 정책을 진행하였다. 핀란드 자살 예방 전략의 개념적인 틀을 제공하여 높은 자살률을 보였던 핀란드에서 '파파게노 효과'를 홍보하였고 언론에서는 자살에 대한 보도를 금기시하는 문화가 자리잡으면서 자살률이 감소하게 되었다.

2 자살과 자살기도

1969년 Stengel이 발표한 자살과 자살기도(준자살) 집단의 차이점을 보면 자살기

도자 집단이 자살자 집단보다 규모가 더 크고 자살자 집단은 남자가, 자살기도자 집단은 여자가 더 많으며 나이가 많은 연령대에서는 자살자 수가 더 많고 적은 연령대에서는 자살기도자의 수가 많음을 알 수 있다. 성공한 자살기도 즉, 자살의 경우는 개인의 삶이 끝나지만 실패한 자살기도는 개인의 삶에서 의미심장한 사건이 되며 특히 주변 사람들과의 관계에서 결정적인 변화를 불러일으킴을 알 수 있다.

1) 베르테르 효과(Werther effect)

유명인 또는 평소 존경하거나 선망하던 인물이 자살할 경우 그 인물과 자신을 동일시 해서 자살을 시도하는 현상으로 모방 자살(copycat suicide) 또는 자살 전염(suicide contagion)이라고도 한다. 미국의 자살 연구학자 필립스(D. Philips)는 유명인의 자살사건이 언론에 보도된 이후 일반인의 자살이 급증하는 패턴을 발견하고 이 현상에 '베르테르 효과'라는 이름을 붙였다. 일례로 마를린 먼로 자살 이후 미국에서 일시적 자살이 12%까지 증가하였고 그 반대인 '파파게노 효과'는 자살에 대한 언론보도를 자제함으로써 자살을 예방하였다. '베르테르 효과'는 독일의 문학가 괴테가 1774년 간행한 소설 '젊은 베르테르의 슬픔'에서 유래하였는데 유럽의 청년들은 베르테르의 옷차림(노란색 조끼와 푸른색 연미복)을 따라 하고 베르테르의 고뇌에 공감하고 베르테르를 모방한 자살을 시도하였다. 유명인이 자살하면 언론에 반복적으로 노출되면서 자살한 유명인이 자신과 비슷한 어려움에 처해 있는 경우 심리적으로 영향을 더 크게 받을 수 있으며 자살한 유명인과 같은 방법으로 자살을 시도하거나 자살을 위해 같은 장소를 찾기도 하였다(홍콩 영화배우 장국영이 투신자살 후 같은 호텔에서의 자살률 증가). 한국은 '베르테르 효과'에 가장 취약한 나라로 미국 8% 자살이 증가한 데 비해 한국은 63% 증가하였다.

"언론인은 의사보다 더 많은 생명을 구할 수 있다" – Dr. Peter Piot, 전 UN AIDS 총장

2) 파파게노 효과(Papageno effect)

오스트리아의 작곡가 모차르트의 오페라 《마술피리, 1791년》에서 유래하였다. 자살에 대한 언론의 상세한 보도가 또 다른 자살을 야기한다는 연구결과에 근거해 주

목받는 개념으로 1980년대 오스트리아에서 언론이 자살에 대한 보도를 자제하자 자살률이 절반으로 떨어진 사실을 바탕으로 효과를 입증받았다. 자살장소로 유명했던 '도넛타워'에서의 자살 방법에 대한 상세한 언론보도가 중요한 요인으로 작용하였는데 '비엔나자살예방센터'에서는 언론의 자세한 자살보도 자제를 요청하였고 언론사에서 수용하게 되면서 실제로 자살률이 감소하였다.

'자살보도 권고기준 2.0'

① 언론에 자살에 대한 보도를 최소화해야 합니다.
② 자살이라는 단어는 자제하고 선정적 표현을 피해야 합니다.
③ 자살과 관련된 상세 내용은 최소화해야 합니다.
④ 자살 보도에서는 유가족 등 주변 사람을 배려하는 신중한 자세가 필요합니다.
⑤ 자살과 자살자에 대한 어떠한 미화나 합리화도 피해야 합니다.
⑥ 사회적 문제 제기를 위한 수단으로 자살 보도를 이용해서는 안됩니다.
⑦ 자살로 인한 부정적 결과를 알려야 합니다.
⑧ 자살예방에 관한 다양하고 정확한 정보를 제공합니다.
⑨ 인터넷에서의 자살 보도는 더욱 신중해야 합니다.

3 자살 전 징후

1) 희망의 상실 : 우울증

우울증은 상당 기간(최소 2주) 지속되는 우울한 기분, 즐거움의 상실, 슬픔 등이 동반되는 여러 증상으로 식욕부진, 현저한 체중감소, 불면증, 기억력 저하, 부적절한 죄책감, 사고력 및 집중력 저하, 죽음에 대한 생각, 자살에 대한 계획 등 다양한 우울증 증상이 나타난다. 우울증은 자살 생각 및 자살 기도를 동반한다.

2) 가해 욕구 : 공격성

공격성은 어떤 대상에게 해를 입히거나 고통을 가하려는 의도 또는 실제로 고통을 가하는 행위로 공격성, 충동성, 흥분, 적개심은 자살적 태도에서 중요한 요인으로 자살적 태도를 인식하는 중요한 요인이 된다.

3) 기타 정신병적 장애

① 알코올 중독(Feuerlein, 1983)

알코올 중독자는 알코올 소비의 양과 방식의 비정상적 태도를 보이며 남성의 경우 순수한 알코올 섭취량이 하루에 150ml 이상, 여성은 120ml 이상씩 최소한 서너 달 이상 계속 마시는 상태가 지속된다. 병적인 음주태도로 아침부터 술을 마시기 시작하는 경우 알코올의 독성으로 지방간, 췌장 손상, 다발성 신경증 등 신체적 피해를 입기 쉽고 해고나 별거, 이혼 등 알코올 관련 사회적 피해를 입을 가능성이 높으며 내성과 금단증상과 통제력 상실이 나타나게 된다.

② 정신분열증

현실성 상실 정도가 심한 정신장애로 현실성 상실은 환각, 망상, 사고장애, 비정상적 정신운동으로 나타나며 비정상적 정동(affects) 같은 증상이다.

③ 공황 발작

한 번 또는 여러 번의 발작 후 또 다시 발작이 일어날지 모른다는 두려움을 최소한 한 달 이상 지속적으로 품게 되는 것으로 발작에 대한 강력한 공포나 커다란 불안감이 특정하게 제한된 기간에 나타나는 것이다.

④ 인격장애

인격이 경직되고 부적응적이며 사회적인 능력에 심각한 손상이 있거나 주관적인 괴로움으로 이어질 경우에 나타난다. 반사회성 인격장애와 자기애성 인격장애가 있다.

• 반사회성 인격장애(미국정신의학회 진단기준)

타인의 권리를 대수롭지 않게 여기고 침해하며 반복적인 범법행위나 거짓말, 사기성, 공격성, 무책임함을 보이는 인격장애로 진단 당시 최소한 만 18세 이상이어야 한다.

• 자기애성 인격장애

자신에 대한 과장된 평가, 인정받고 싶은 욕구, 다른 사람에 대한 공감의 결여와 무한한 성공욕이 있고 주위 사람들로부터 존경과 관심을 받으려고 애쓴다. 지위나 성공을 위하여 대인관계에서의 착취, 사기성 같은 행동양식을 보이며 스스로 천재라고 생각하는 사람 등으로 평생 유병률은 1% 정도이다.

4 자살 이론

1) 생물학적 이론(유전이론)

자살의 발생에 관한 가장 중요한 가설로 가족 구성원들에게 자살로 이어지는 우울증의 유전적 소인이 있으며 자살에는 가정 내의 갈등이나 괴로운 인생 문제와 연관(심리학적 가설)되어 있고 자살은 모방일 수 있다(사회적 가설). 쌍생아 연구에 의하면 이란성 쌍생아와 일란성 쌍생아를 비교해 보면 이란성에 비해 일란성에서 자살 또는 자살기도가 높다면 유전성의 의미가 있다.

2) 사회학적 이론(뒤르깽, 1897)

분업화된 사회에서 사회성원간 친밀한 관계를 갖지 못하거나 공통으로 받아들일 수 있는 규칙이 부재한 경우 사회 내 부분간 협조가 잘 되지 않거나 사회 연대가 약화되고 이것이 자살과 같은 병리적 행위의 원인이 된다. 사회통합 측면과 사회규제 측면에 따라 자살을 4가지 유형으로 구분하였는데 이타적 자살, 이기적 자살, 아노미적 자살, 숙명론적 자살로 나누어 볼 수 있다.

① 이타적 자살(집단본위적 자살) : 사회적 통합이 강한 고도로 통합된 사회와 특정 형태의 사회조직에서 일어나는 자살.
집단의 가치체계에 절대적인 복종을 강요받거나 자발적 또는 적극적으로 복종하는 사회나 헌신이나 자기희생이 강조되는 전통적인 도덕구조를 가진 사회에서 존재 근거를 인생의 외부에 존재하는 것으로 파악한다. 일본의 가미가제 특공대가 대표적인 예로 명예를 위한 자살로 여기는 자살이라 할 수 있다.

② 이기적 자살(자기본위적 자살) : 과도한 이기성이나 개인주의와 연결된 자살. 사회통합이 약한 경우에 발생하는데 가톨릭 신자의 신앙과 관행이 종교적 공동체내에서 더 강력한 제재를 가하기 때문에 개신교가 가톨릭보다 자살률이 더 높게 나타난다. 과도한 고독감이나 초조감 등으로 인해 개인이 집단과의 연결이 약한 사회, 즉 농촌보다 도시, 기혼자보다 미혼자의 자살률이 높고 개인의 고립을 초래하기 쉬운 환경에서 자살률이 높고 우울증 자살, 왕따 자살 등 존재 근거를 삶에서 찾지 못한다.

③ 아노미적 자살(무규범적 자살) : 기대하지 않았던 재앙이나 빠른 경제성장, 사회질서의 심각한 붕괴와 결합된 자살형태로 나타나며 사회적 규칙이나 규제가 없거나 작은 사회에서 자신의 욕구를 끝없이 추구하다 실현할 수 없는 것에 허무감을 품고 자살하는 경우로 실직한 가장의 자살이 대표적인 경우이다.

④ 숙명론적 자살 : 집단, 사회의 규범에 의한 구속력이 아주 강하여 개인의 욕구를 과도하게 억압하는 사회에서 나타나는 현상으로 꿈도 희망도 없는 노예, 극단적인 빈곤을 평생 되물림으로 강요당하는 극단적인 양극화에 속한 사람들의 자살의 경우이다.

3) 심리학적 이론

자기파괴 충동과 자기애적 위기가 해당되는데 생명유지를 결정하는 생존가치가 외부로부터 주어지는 자극 정도보다 약할 때 극심한 피로, 정신적 스트레스, 삶의 무가치, 과도한 집단주의, 트라우마 상태로 나타난다. 헨셀러(Henseler, 1984)는 자살적 태도를 지닌 환자들의 전형적 특징으로 정당한 비판이나 거부에 대해서도 상처받았

다고 느끼는 사람, 자존심의 결핍과 더불어서 과도한 자존심이 형성되어 자신의 능력을 과대평가하는 사람, 모욕을 느끼게 되면 엄청난 공격성의 폭발로 이어져 주변인에게 상처를 입히는 사람의 특징을 갖는다고 하였다.

제 18 장

안락사와 존엄사

제 18 장

안락사와 존엄사

1 안락사

안락사(Euthanasia) = Eu(좋은) + Thanatos(죽음)는 좋은 죽음, 수월한 죽음, 편안한 죽음을 의미한다. 치유될 수 없는 상황이나 질병으로 커다란 고통이나 어려움을 안고 있는 사람을 아무런 고통을 주지 않고 죽여주는 행위나 관행으로 불치의 중병이나 의식이 없는 상태에서 더 이상의 치료 및 회복 가능성이 전혀 없을 경우 고통 없이 죽을 수 있도록 하는 행위이다. 안락사의 가장 강조되는 특징은 견딜 수 없고 극복할 수 없는 고통의 유무이다.

1) 안락사의 종류

안락사는 시술 방법에 따라 적극적 행위로 생명을 단축시키는 '직접적 안락사'와 고통 제거의 목적으로 시행하나 간접적으로 생명을 축소시키는 '간접적 안락사', 생

명연장 조치를 중단하여 사망에 이르게 하는 '소극적 안락사' 등이 있다. 영미권에서의 안락사는 적극적 안락사만 의미하며 소극적 안락사는 연장치료중단(Withdrawal of Life Sustaining Treatment)이라는 별도의 개념으로 하고 있으며 의사에 의한 조력자살(Physician Assisted Suicide)은 자살교사 방조죄의 영역에 속한다.

(1) 적극적 안락사(Active Euthanasia)

전혀 가망이 없거나 식물인간 상태인 환자에게 약물이나 의료기구를 의도적으로 끊는 행위로 본인 또는 주위의 사람들이 환자가 사망하도록 능동적으로 조치를 취하는 것이다. 환자의 생명을 책임지고 있는 의사가 적절한 상황이나 시기를 판단하면 죽도록 해주는 것인데 적극적인 죽음조력은 실질적 또는 추정적인 의사에 따라 삶을 단축시키는 조치를 함으로써 죽음을 적극적으로 야기하고 있고 네덜란드, 벨기에, 룩셈부르크 등에서 시행되고 있다.

(2) 소극적 안락사(Passive Euthanasia)

생명을 유지하기 위한 강제적 수단을 사용하지 않고 생명연장 조치를 중단하여 자연적으로 환자가 죽게 두는 것으로 의학적으로 회생 가능성이 없는 환자나 가족 등의 대리인이 생명유지치료를 비롯한 진료의 중단이나 퇴원을 요구하는 경우 의사가 이 요구를 받아들이는 것이다. 소극적 죽음 조력은 동의능력이 없는 환자에게 윤리적 의료적 근거로 생명을 연장하는 조치들에 대한 부작위 및 중단할 수 있다.

2) 안락사 논쟁

(1) 찬성

불치병으로 고통 받는 환자에게 계속 치료를 하는 것은 고통을 연장, 가족들에게는 정신적, 경제적 부담을 주는 행위로 환자의 고통을 가능한 빨리 종식시키는 것이 자비로운 행위라 보고 자신의 삶과 죽음을 스스로 통제한 자기결정권으로 간주하고 인간에게는 죽을 권리가 있으며 이는 인간의 존엄성을 보장하며 윤리적 정당성이 있

는 죽음만이 권리로서 가능하고 죽음보다 더한 고통을 종식시키려는 존엄하고 엄숙한 결단으로 생명에 대해 강한 애착을 갖는 본인이 선택한 결정으로 본다. 안락사를 찬성한 대표적인 인물로는 잭 케보키언과 도널드 로 박사이다. 죽음의 의사(Dr. Death)로 불린 잭 캐보키언은 루게릭병 환자의 안락사 장면을 비디오 테이프로 녹화한 후 미국 CBS 방송의 '60분'이라는 시사프로그램에 제공·방영하여 살인죄로 기소되었고 2급 살인죄로 8년 6개월 복역 뒤 가석방되었으며 130명에게 의학적 조력자살을 제공한 의사이다. 캐나다의 전염병 권위자인 도널드로 박사는 뇌종양으로 죽기 8일 전 동영상에서 "자신이 언제, 어떻게 죽을 것인지 스스로 결정하고 의사의 도움으로 평화롭게 죽음을 맞기를 원하므로 캐나다에서도 안락사가 합법화되어야 한다. 안락사 반대론자들이 내 몸 상태로 24시간만 살아보면 생각이 달라질 것이다."라고 하여 안락사를 찬성하였다.

(2) 반대

회복 불가능하고 엄청난 육체적 정신적 고통이 따르는 질환을 앓는 환자들은 스스로 정신적 강압에 취약할 수밖에 없으므로 안락사가 '옳은 일'이라고 느끼고 가족에게 짐이 되기 싫어 안락사를 선택한다는 것이다. 증가하는 치료비용이 자녀들에게 재정적인 불이익을 주는 것에 대한 우려에서 안락사를 생각하지만 안락사를 허용한다면 말기환자가 자신만을 위해 계속 살아가는 이기주의자라는 오명이 씌워질 수 있다. 안락사는 정신이 명료하고 이성적인 사람이 어떠한 강요도 받지 않는 상태에서 결정해야 하나 고통에 빠지면 의사결정능력이 떨어져 판단 착오로 일찍 생을 마감할 수 있으며 안락사가 법으로 허용되면 많은 환자가 판단착오로 일찍 생을 마감하게 된다는 것이다. 우울증을 앓던 환자가 치료 후 안락사 요청을 취소한 경우를 반대 사례로 제시하였다.

2 존엄사

인간으로서 최소한의 품위를 지키면서 죽을 수 있게 하는 행위로 환자의 자기결정권을 의사의 생명유지의무보다 더 중시하는 입장이다. 환자의 동의없이 치료행위를 할 수 없는 것으로 '소극적 안락사'라고 한다. 생명유지장치에 의하여 인공적으로 연명할 뿐 다시 소생할 가능성이 없는 혼수상태나 뇌사상태의 환자가 품위있게 죽을 수 있도록 생명유지장치를 제거하여 생명을 단축시키는 행위를 말한다.

2016년 1월 8일, 연명치료중단 결정을 허용하는 존엄사법인 '호스피스・완화의료와 임종과정에 있는 환자의 연명의료결정에 관한 법률' 즉, '웰다잉법'이 국회를 통과하였는데 이는 뇌수술환자의 연명의료를 중단한 의사에게 살인방조죄 판결이 내려진 '보라매 병원 사건' 이후 20년만의 일이다.

존엄사를 찬성하는 입장에서는 자기결정권, 인간의 존엄성, 생명유지로 인한 더 큰 고통, 의미있는 죽음 이라는 관점에서 찬성을 하고 있다.

① 자기 결정권 : 인간 존엄의 핵심은 자유로운 자기결정에 있으며 인간의 자기결정권은 삶과 죽음에 대한 결정에도 행사할 수 있고 누구나 자유로운 의사에 의하여 결정할 자유를 보장하여야 한다. '행복추구권'(헌법 10조)은 모든 국민이 인간으로서의 존엄과 가치에 합당한 서비스를 받아야 하며 죽음에 있어서도 개인이 품위있는 죽음을 선택할 수 있는 권리가 있음을 강조한다.

② 인간의 존엄성 : 인간은 의식적으로 모든 가치를 추구하고 높은 정신활동을 향유하는 자유로운 존재이기 때문에 다른 사물이나 생물에서는 찾아볼 수 없는 '존엄성'을 가진 존재이다. 회복가능성이 없는 무의미한 삶을 연장하는 것보다 자연스럽게 삶을 마칠 수 있게 하는 것이 생명의 존엄성을 지키는 방법이라 보고 인간의 생명은 소중하지만 순리에 따른 죽음을 막는 것 또한 생명의 존엄성을 해치는 것이라 여긴다.

③ 생명유지로 인한 더 큰 고통 : 회생 가능성이 없는 환자의 생명연장은 환자에게 더 큰 고통을 주며 그들에게 삶은 단지 고통의 연장일 뿐 오히려 비인간적인 삶을 지속하는 것으로 회생 가능성이 없는 환자의 간병이나 치료비용으로 가족들

의 고통은 가중되고 경제적 파탄으로 어려움을 겪을 수 있다고 본다.

④ 의미있는 죽음 : 안락사를 법적으로 허용할 경우 합법적인 장기이식으로 인하여 많은 생명을 살릴 수 있어 의미있는 죽음이 될 수 있다.

1) 존엄사 사례

(1) 보라매병원 사건

1997년 12월, 경막외출혈로 뇌수술 후 뇌부종으로 자발호흡이 불가하여 인공호흡장치를 부착하게 된 환자의 부인이 경제적 부담과 회생가능성 없음을 이유로 치료를 거부하며 퇴원을 요구하였다. 이에 담당전문의가 퇴원 후 호흡부전 사망에 대해 설명하며 거부하였으나 환자부인의 지속적인 요구로 퇴원 후 환자사망에 대하여 이의를 제기하지 않겠다는 '귀가서약서'를 받고 퇴원을 허가하였으나 환자가 인공호흡기 제거 5분만에 호흡곤란으로 사망하였다. 이에 가족들의 기소로 대법원에서(2004. 06. 24)에서 담당 전문의와 주치의는 살인방조죄로, 부인은 살인죄를 선고받은 사례이다. 법원은 생존가능성이 있는 환자의 치료중단은 보호자의 요청에 의한 경우도 살인방조죄가 성립되는 것으로 보았다. 사건 주치의와 수련의의 의사면허는 유지되었지만 의사의 만류에도 불구하고 보호자의 강력한 요청으로 퇴원허가를 하였을 뿐 고의로 환자의 죽음을 야기하지 않았다는 의료계의 강력한 반발을 받았다.

(2) 세브란스병원 김할머니 사건

2008년 김할머니는 폐종양 조직검사를 받기 위해 세브란스병원을 방문하여 검사도중 과다출혈로 저산소성 뇌손상으로 인공호흡기를 장착하였는데 인공호흡기 장착 후 식물인간상태(Persistent Vegetative State)에서 항생제 투여, 인공영양 공급, 수액공급 등의 치료만을 받는 상태가 지속되었다. 이에 가족들은 김할머니가 평소 무의미한 생명연장을 거부하고 자연스런 사망을 원한다는 의사를 밝히고 병원 측에 치료중단을 요청하며 무의미한 인공호흡기제거 소송을 제기하여 '최소한의 품위를 지키면서 생을 마감할 권리(존엄사)'와 의사의 '환자의 생명을 보호할 의무'가 법정에서 맞서게 되었는데 대법원에서 공개변론을 열고 전원합의체 판결로 환자의 존엄사

를 인정한 사례이다.

대법원이 판단한 존엄사를 허용하기 위한 기준

① 회복 불가능한 사망단계에 진입한 환자에 대해 진료중단을 허용해야 한다.
② 미리 의료인에게 자신의 연명치료거부 및 중단에 관한 의사(사전연명의료의향)를 밝힌 경우에 해당해야 한다.
③ 사전의료의향서가 없는 경우에는 환자의 평소 가치관이나 신념 등에 비추어 연명치료 중단을 선택했을 것이라고 볼 수 있는 경우에만 가능하다.
④ 회복 불가능한 사망단계는 전문의사 등으로 구성된 의료윤리위원회의 판단을 거쳐야 한다.

3 법적 제도적 보완

1) 법적 장치 필요

무분별한 존엄사가 실행될 수 없도록 적절한 규칙과 기준이 필요한데 환자의 명백한 의사와 담당의사의 객관적이고 합리적 의료지식을 바탕으로 한 소견이 필수적이다. 또한 임종과 품위있는 죽음의 정의에 근거한 임종진료 지침을 마련하여야 한다. 질병상태와 선택 가능한 치료법에 대해 환자와 가족, 의료진 간에 정확한 정보가 공유되어야 하고 임종환자의 결정을 담당의사 개인의 가치관과 판단에만 맡길 것이 아니라 의과대학과 전공의 수련과정에서 '의사소통과 임종환자 관리'에 대한 교육 등을 통해 체계적으로 이루어질 수 있도록 해야 한다. 네덜란드의 경우 모든 존엄사 시행을 전문가로 구성된 13인의 위원회에서 결정하도록 하고 지역보건위원회에서 최종 승인을 받는 형식으로 존엄사를 시행하고 결정과정에서 의사의 위법 행위가 드러날 경우 면허취소, 정지와 같은 강력한 법적 조치를 취함으로써 존엄사 결정에 신중을 기하고 있다.

2) 제도적 장치 필요

건강보험제도의 정비 및 보장성 강화 등 기본적인 보건의료 복지제도와 호스피스·완화의료 제도화 등이 선행되어야 한다. 환자가 간병부담을 감당할 수 없는 불가항력적인 한계에 이르렀을 때 사회적, 경제적 도움을 요청할 수 있는 시스템이 마련되어야 한다.

제19장

생전유언과 웰다잉

제 19 장

생전유언과 웰다잉

1 생전유언

사고나 중증질환으로 판단능력을 상실했을 때 어떤 의료를 희망 또는 거부하는가를 의식이 명료한 시기에 작성해 두는 문서로 가족이나 주치의 등에게 전하는 지시나 자기 대신에 의사결정을 하는 대리인을 법적으로 지정하여 생전유언을 하게 된다. 생전유언의 근저에는 환자의 자기결정권을 존중하고 환자의 자율성을 환자가 판단력을 상실한 시점까지 확대하고, 법적 구속력을 가진 문서는 아니지만 환자의 희망을 존중하고 존엄하게 죽고자 하는 환자의 생각을 실현하기 위해서 생전유언은 존중되어야 한다. 의료인들의 경우 연명치료를 거부한다는 생전유언을 주요 판단근거로 치료 중단을 선택할 수 있으며 생전유언 작성은 가족과 주치의와 대화를 통한 정보에 근거한 의사결정과 자신의 인생관을 가족에게 이해받는 것이 중요하다.

1) 5 WISHES

FIVE WISHES(5가지 소원)은 생명이 위독할 때 본인이 원하는 의료서비스를 미리 명시할 수 있는 생전유언으로 미국의 비영리조직 Aging with Dignity에 의해 작성되었다(출처 : 미국의 연명의료).

〈WISH 1〉 치료 결정을 내릴 수 없을 때 의료대리인에 대한 소원

○ 대리인 선택
- 잘 보살펴 주고 어려운 결정을 내려줄 수 있는 사람
- 희망사항을 잘 이행할 수 있는 사람
- 필요할 때마다 바로 도와줄 수 있는 사람

○ 대리인의 이행 사항
- 약 또는 수술과 같은 치료 및 의료서비스에 대해 결정
- 병원, 호스피스 또는 양로원 이용 절차에 동의
- 인공적으로 투입되는 음식과 물, 그리고 생명연장을 위한 의료 치료의 요구 및 거부
- 고통 경감을 위해 필요한 약물투여나 조치 승인 또는 거부
- 필요시 법적 소송 제기
- 신체 기관이나 조직의 기증
- 보험 혜택 신청

〈WISH 2〉 원하거나 원치 않는 치료에 대한 소원

○ 간병인으로서 명심해야 할 사항
- 고통을 경감시킬 수 있도록 약을 충분히 투여받기를 원합니다.
- 의사나 간호사가 생명 연장에 반하는 행동을 취하거나 치료를 생략해서는 안 됩니다.

- 음식과 음료가 제공되고 몸이 항상 청결하고 따뜻하게 유지되길 원합니다.

○ 생명유지치료

인공호흡을 위해 몸에 삽입된 의료기구, 의료기구를 통한 음식 및 음료 공급, 심폐소생술(CPR), 수술, 수혈, 투석, 항생물질 투여 및 생명연장을 위한 모든 것이 포함

○ 임종시

- 생명연장치료를 원하지 않습니다. 해당 치료가 이미 시작된 경우 중단을 요구합니다.
- 담당 의사가 도움이 된다고 판단한 경우 생명연장치료를 받길 원합니다. 그러나 해당 치료가 건강상태나 증상완화에 도움이 되지 않는 경우 중단하기를 원합니다.

○ 혼수상태에 빠져 다시 깨어나거나 회복이 불가능한 경우

- 생명연장치료를 원하지 않습니다. 해당 치료가 이미 시작된 경우 중단을 요구합니다.
- 담당 의사가 도움이 된다고 판단한 경우 생명연장치료를 받길 원합니다. 그러나 해당 치료가 건강상태나 증상완화에 도움이 되지 않는 경우 중단하기를 원합니다.

○ 영구적이고 심각한 뇌손상을 입었고 회복 불가능으로 판단된 경우

- 생명연장치료를 원하지 않습니다. 해당 치료가 이미 시작된 경우 중단을 요구합니다.
- 담당 의사가 도움이 된다고 판단한 경우 생명연장치료를 받길 원합니다. 그러나 해당 치료가 건강상태나 증상완화에 도움이 되지 않는 경우 중단하기를 원합니다.

〈WISH 3〉 편안에 대한 소원

- 고통받고 싶지 않습니다.
  고통을 경감시킬 수 있다면 약을 충분히 투여받기를 원합니다.
- 우울증, 구역질, 숨참 또는 환각 증상이 나타나는 경우 증상 경감을 위해 가능한 모든 조치를 취하길 원합니다.
- 열이 있는 경우 젖은 수건을 내 머리에 얹어주기를 원합니다.
- 건조함을 막기 위해 입술과 입이 촉촉하게 유지되길 원합니다.
- 따뜻한 목욕을 자주 할 수 있기를 원합니다. 항상 몸이 깨끗하고 청결히 유지되길 원합니다.
- 가능한 자주 따뜻한 오일 마시지를 원합니다.
- 임종시까지 가능한 좋아하는 음악을 켜놓고 듣기를 원합니다.
- 고통이나 불쾌감을 동반하지 않는 한 면도, 손톱정리, 머리빗기 및 칫솔질과 같은 케어를 받고 싶습니다.
- 임종이 가까워질 때 종교 서적 및 좋아하는 시집을 크게 읽어주길 원합니다.

〈WISH 4〉 원하는 보살핌 방식에 대한 소원

- 가능한 사람들이 주위에 있어주길 원합니다.
- 목소리나 손길에 반응하지 않더라도 가능한 내 손을 잡아주고 내게 말을 건네주길 원합니다.
- 가능한 내 주위에서 사람들이 기도해 주길 원합니다.
- 슬픈 분위기가 아닌 친절하고 명랑한 분위기속에서 간호받고 싶습니다.
- 침대 곁에 사랑하는 가족들의 사진을 놓아주길 원합니다.
- 대소변을 통제하지 못할 경우 내 옷과 침구가 청결하게 유지되길 원하며 더럽혀졌을 경우 가능한 빨리 교체되길 원합니다.
- 가능하면 내 집에서 임종하길 원합니다.

〈WISH 5〉 사랑하는 가족들에게 알리고 싶은 사항에 대한 소원

- 가족과 친구들에게 내가 그들을 사랑한다는 것을 전하길 원합니다.
- 가족, 친구 및 다른 사람들에게 상처를 주었던 일에 대해 용서받길 원합니다.
- 가족, 친구 및 다른 사람들이 내게 준 상처에 대해 용서한다는 것을 전해주길 원합니다.
- 죽음 자체에 대한 두려움이 없다는 것을 내 가족과 친구들이 알기를 원합니다. 죽음이 끝이 아니고 새로운 시작이라고 생각합니다.
- 내가 죽기 전에 모든 가족들이 서로 화해하기를 원합니다.
- 가족들과 친구들이 건강이 악화되기 이전의 나의 모습을 회상하길 원합니다.
- 가족과 친구들이 나의 임종과정을 개인적 성장의 시간으로 삼아주길 원합니다. 이를 통해 나는 삶의 마지막 단계에서 의미있는 시간을 보낼 수 있게 될 것입니다.
- 가족과 친구들이 내 임종을 받아들이는데 어려움이 있을 경우 상담을 받기를 원합니다.

  내 인생의 추억들이 그들에게 슬픔이 아닌 기쁨이 되었으면 합니다.

2) 유언

유언이란 생전에 작성하는 문서로 사후에 법적 효력이 발생한다. 법적으로 유언은 자신의 사망과 동시에 일정한 법률 효과를 발생시킬 목적으로 행하는 단독행위이자 요식행위이며 상대방없는 단독적 법률행위로 일정한 방식에 의해 행해야 하는 요식행위이다.

유언의 효력은 유언자가 사망할 때 발생되며 유언에 의해 이익을 받는 자라도 유언자가 사망할 때까지는 아무런 권리를 취득하지 못하며 유언에 의한 인지나 입양의 경우에도 신고한 때가 아니라 유언자가 사망한 때에 효력이 발생하고 유언은 상대방이 없는 단독행위이므로 아무런 조치를 취하지 않아도 유언의 효력이 발생하게 된다.

유언의 방법에는 자필증서에 의한 유언, 녹음에 의한 유언, 공정증서에 의한 유언, 비밀증서에 의한 유언, 구수증서에 의한 유언 등 여러 가지 방법이 있다.

(1) 자필증서에 의한 유언

유언자가 유언의 전문, 연월일, 주소, 성명을 친히 쓴 후 날인을 함으로써 작성이 끝나는 가장 간단한 방식으로 증인은 필요없지만 위 요건 중 하나라도 빠지면 무효이며 유언자 사망 이후 법원의 검인이 필요하고 인감도장이 아니어도 가능하지만 무인 날인 시 무효로 간주되며 분실 우려가 있고 내용을 위조와 변조가 가능한 단점이 있다.

(2) 녹음에 의한 유언

유언자가 유언의 취지와 성명, 연월일을 말하고 증인이 유언의 정확성과 성명을 녹음함으로써 성립되는데 무능력자, 유언에 의해 이익을 받는 사람, 배우자 및 직계혈족은 증인으로 할 수 없다. 녹음은 저장하여 유언자의 사망 후 법원의 검인을 받으며 위조, 변조가 없고 본인의 의사를 강하게 표현할 수 있으며 서명, 날인이 필요없고 1인의 증인으로 성립하는 가장 편리한 유언이지만 저장매체의 분실 우려가 있다.

(3) 공정증서에 의한 유언

2인의 증인 입회 하에 유언자가 유언내용을 공증인에게 말하면 공증인은 필기한 후 읽어준 뒤 유언자와 증인이 필기의 정확성을 승인 후 유언자, 증인, 공증인이 각자 서명, 날인함으로써 성립된다. 공증변호사가 작성해온 공증증서에 따라 의식이 명료하고 언어소통에 지장이 없는 유언자에게 유증 의사를 확인 후 자필서명하는 단계로 진행이 되며 생전에 내용수정이 자유롭고 별도의 검인이 필요없으며 공증인이 유언장을 확인하여 무효가 될 수 없어 유언 중 가장 강력하며 집행을 정확히 할 수 있는 방법이다.

(4) 비밀증서에 의한 유언

유언자가 성명을 기입한 증서를 봉하고 2인 이상의 증인 앞에 제출하고 봉서하여 보관해 두는 방법이다. 표면에 유언서를 제출한 연월일을 기재한 뒤 유언자와 증인이 각각 서명, 날인하고 유언봉서를 5일 이내에 공증인이나 법원서기에 제출하여 확정일자를 받음으로써 성립된다. 유언자 사망 후 법원의 검인을 받는 방법이나 분실

위험성이 있고 내용 위조가 가능하며 5일 이내 확정일자를 받지 않은 경우 다시 작성하여 5일 이내 공증인이나 법원서기에게 확정일자를 받아야 하므로 불편한 유언방법이다.

(5) 구수증서에 의한 유언

유언자가 2인 이상 증인의 참여로 유언의 취지를 말하면 필서자가 유언자와 증인에게 읽어주고 그 내용을 확인 후 각자 서명, 날인으로 성립하는 유언으로 급박한 사정이 그친 날로부터 7일 이내에 법원에 검인 신청을 하여야 하며 유언서의 내용을 변경하려면 유언자가 이에 자서하고 날인을 하여야 한다. 구수증서 유언의 성립 요건은 질병 기타 급박한 사유로 인해 다른 방식의 유언을 할 수 없는 경우에 구수 및 필기, 낭독 후 서명 또는 기명 날인을 하는 것으로 유언의 검인이 필요하며 자필서명, 녹음, 공정증서 및 비밀증서 방식의 유언이 객관적으로 가능한 경우에는 구수증서에 의한 유언을 허용되지 않는 것이 대법원 판례(1999년)이다.

철회

법률상에서 의사표시를 한 자가 장차 그 의사표시의 효력이 발생하기 전에 소멸시키는 일방적 의사표시로 유언은 사람의 최종의사를 존중하는 제도이므로 유언을 한 후라도 생전에는 언제든지 자유롭게 전부 또는 일부를 철회할 수 있다. 또한 유언 철회의 의사를 표시하지 않더라도 법률이 정한 사실이 발생함으로써 철회를 한 것 같이 취급되는 법정철회가 있는데 앞에 한 유언과 뒤에 한 유언이 내용상 충돌하거나 유언 후 유언자가 유언 내용과 충돌되는 행위를 한 때, 유언자가 고의로 유언증서를 없애거나 유증의 목적물을 없애버린 때 등이다. 철회되면 처음부터 유언이 없었던 것처럼 유언자가 사망하더라도 아무런 효력이 생기지 않는다.

무효

유언의 내용 또는 형식상 요구되는 요건 흠결로 인하여 처음부터 유언으로 성립될 수 없는 경우이다. 유언의 방식에 결함이 있는 때, 유언무능력자가 유언을 한 때, 상

속결격자에게 유언한 때, 선량한 풍속·기타 사회질서에 위반되는 사항을 내용으로 한 유언을 한 때, 진정하지 않은 의사표시로써 유언한 때, 유언사항 이외의 유언을 한 때, 이미 실현된 것을 내용으로 한 유언의 경우가 이에 해당한다.

취소

일단 유효하게 성립한 법률 행위의 효력을 소급하여 소멸하는 의사표시로 유언의 효력 발생을 저지하는 것이다. 사기 또는 강박으로 인하여 유언의 의사 표시를 하거나 착오로 인하여 유언이 행하여진 때 취소할 수 있다.

유언 무효 및 취소 청구는 상속인, 법정대리인, 유언집행자, 수증자, 기타 이해관계인이 제기할 수 있으며 무효나 취소로 되면 유언은 없었던 것처럼 되므로 유언자가 사망하더라도 아무런 효력이 발생할 수 없다.

2 웰다잉

죽음을 어떻게 인식하고 수용하느냐에 따라 삶의 태도나 방식이 달라지므로 좋은 삶과 죽음을 위해 죽음에 대한 태도는 매우 중요하다. 웰빙(well-being)과 연계되는 개념으로 육체적, 정신적 건강의 조화를 통해 행복하고 아름다운 삶을 살면서 죽음을 준비하는 것이다. 죽음을 스스로 미리 준비하는 것은 자신의 생을 뜻깊게 보낼 뿐 아니라 남아 있는 가족들에게도 도움을 주며 '당하는 죽음이 아니라 맞이하는 죽음'으로 품위있는 죽음을 맞이하기 위해 중요한 것들은 다음과 같다.

웰다잉을 위한 준비로는 죽음에 대한 공부, 죽음을 위한 명상, 마음의 빚 청산, 생전유언 작성, 사전의료의향서 준비 등이 있다.

① 죽음에 대한 공부 : 죽음에 대한 심도 있는 토론이나 스스로에게 죽음에 대해 묻고 답하는 방법이다.

② 죽음을 위한 명상 : 오늘이 마지막 날이라는 마음으로 삶을 정리하는 시간을 갖는 방법이다.

③ 마음의 빚 청산 : 마음을 비워야 가벼운 마음으로 갈 수 있음을 깨닫고 주변 사람들에게 고마움, 미안함, 용서를 표하는 방법이다.

④ 생전유언의 작성 : 삶의 회상, 임종 방식, 장례 방식, 작별 인사 등을 중심으로 작성하는 것이다.

⑤ '사전의료의향서' 준비 : 더 이상 치료 가능성이 없을 경우 무의미한 치료를 중단하고 자연스럽게 죽음을 맞이하겠다는 의사표시로 연명치료의 거부 또는 중단 지시를 하고 대리인을 지정하여 작성자의 기명 날인을 하는 방법이다.

주위 사람들에게 드리는 말씀

인생의 마지막 순간이 오면 나는 자연스럽게 죽기를 바란다.
나는 병원이 아니고 집에 있기를 바라며 어떤 의사도 곁에 없기를 바란다.
의학은 삶에 대해 아는 것이 없는 것처럼 보이며 죽음에 대해서도 무지한 것처럼 보인다.
죽음이 가까이 왔을 무렵에 지붕이 없는 툭 트인 곳에 있고 싶다.
죽음이 다가오면 음식을 끊고 할 수 있으면 마시는 것도 끊기를 바란다.

나는 죽음의 과정을 예민하게 느끼고 싶다.
어떤 진통제나 마취제도 필요없다.
나는 되도록 빠르고 조용히 죽고싶다.
회한에 젖거나 슬픔에 잠길 필요는 없으니 오히려 자리를 함께 한 사람들은
마음과 행동에 조용함과 위엄, 이해와 평화로움을 갖춰 죽음의 경험을 함께 나눠 주기 바란다.
죽음은 무한한 경험의 세계.
나는 최선을 다해 살아왔으므로 기쁘게 또 희망찬 마음으로 죽음을 맞이하고자 한다.
죽음은 옮겨감이거나 깨어남이다.
삶의 다양한 전개와 마찬가지로 죽음 역시 우리는 흔쾌히 받아들여야 한다.

법이 요구하지 않는 한 어떤 장의업자나 그 밖의 직업으로 시체를 다루는 사람이 이 일에 끼어들어선 안 된다.
내가 죽은 뒤 되도록 빨리 친구들이 내 몸에 작업복을 입혀 침낭 속에 넣은
다음 평범한 나무 상자에 뉘기를 바란다.
상자 안이나 위에 어떤 장식도 치장도 해서는 안된다.
그렇게 옷을 입힌 몸은 화장터로 보내어 조용히 화장되기를 바란다.

어떤 장례식도 열려서는 안 된다.
어떤 상황에서든 언제 어떤 식으로든 목사님의 설교, 그 밖의 다른 종교인이 장례를 주관해서는 안된다.
화장이 끝난 뒤 재를 거두어 우리 땅의 나무 밑에 뿌려주기 바란다.
나는 맑은 의식으로 이 모든 요청을 하는 바이며 이런 요청이 내 뒤에 계속
살아가는 가장 가까운 사람들에게 존중되기를 바란다.

– Scott Nearing (1883~1983)

제 20 장

연명의료결정

제 20 장

연명의료결정

호스피스·완화의료 관련법으로 2016년 8월 4일 「호스피스·완화의료 및 임종 과정에 있는 환자의 연명의료결정에 관한 법률(연명의료결정법)」을 제정하였으며 2017년 8월 4일에 「호스피스·완화의료」, 2018년 2월 4일에 「연명의료결정법」을 시행하였다.

연명의료란 임종과정에 있는 환자에게 하는 의학적 시술로서 치료 효과없이 임종과정의 기간만을 연장하는 것을 의미한다(연명의료결정법 제2조제4호 및 동법 시행령 제2조).

연명의료결정제도란 임종과정에 있는 환자가 무의미한 연명의료를 시행하지 않거나 중단할 수 있는 기준과 절차를 마련하여 국민이 삶을 존엄하게 마무리할 수 있도록 돕는 제도이다(2018.2.4.연명의료결정법 시행).

연명의료결정은 향후 본인이 환자가 되었을 때 의료기관윤리위원회가 설치된 의료기관에서 ① 임종과정에 있는 환자라는 의사의 의학적 판단과 ② 본인의 의사확인(사전연명의료의향서 및 연명의료계획서)을 통해 이루어지게 된다.

연명의료를 시행하지 않더라도 통증완화를 위한 의료행위와 영양분, 물, 그리고 산소의 단순 공급은 지속된다. 말기환자 또는 임종과정에 있는 환자는 담당의사에게 연명의료계획서의 작성을 요청할 수 있고 19세 이상 성인은 누구나 사전연명의료의향서를 작성할 수 있다.

1) 연명의료계획서 : 말기환자 또는 임종과정에 있는 환자는 담당의사와 상의하여 연명의료의 결정에 관한 자신의 의사를 연명의료계획서로 남겨놓을 수 있다. 담당의사가 연명의료계획서를 작성한 경우 환자가 임종과정에 있게 되면 이를 근거로 연명의료는 유보 또는 중단될 수 있다. 환자는 연명의료계획서에 대해 언제든지 변경 또는 철회를 요청할 수 있으며 이 경우 담당의사는 이를 반영하여야 한다.
2) 사전연명의료의향서 : 19세 이상 성인은 누구나 사전연명의료의향서 작성을 통해 자신의 연명의료에 관한 의사를 미리 밝혀둘 수 있다. 사전연명의료의향서를 작성을 하려면 보건복지부가 지정한 사전연명의료의향서 등록기관을 방문하여 상담 후 작성할 수 있다. 사전연명의료의향서를 작성한 사람은 언제든지 그 의사를 변경하거나 철회할 수 있다.

연명의료결정 방법을 의식이 있을 때, 의식이 없을 때, 의식추정이 불가할 때로 나누어 살펴보면 다음과 같다.

1) 의식이 있을 때 : 연명의료계획서와 사전연명의료의향서
2) 의식이 없을 때
   ① 사전연명의료의향서가 있을 경우 : 의사 2명의 확인
   ② 사전연명의료의향서가 없을 경우 : 가족 2인 이상 진술이 일치시 의사 2명의 확인
3) 의식추정이 불가할 때
   환자의 명시적 의사표시도 없고 환자의 의사를 추정할 수도 없다면 법정대리인이나 성년 후견인 등 적법한 대리인 그리고 가족(배우자, 직계존·비속에 한함) 전원이 합의하여 대리 결정 후 의사 2명 확인

제 21 장

호스피스·완화의료

제 21 장

호스피스 · 완화의료

1 호스피스

Hospice의 어원은 본래 라틴어의 Hospitals와 Hospitium에서 기원하는데 'Hospitals'는 '주인'을 뜻하는 hospes와 '치료하는 병원'을 의미하는 hospital의 복합어이고 'Hospitium'은 주인과 손님 사이의 따뜻한 마음에서 이러한 마음을 표현하는 '장소'의 개념이다.

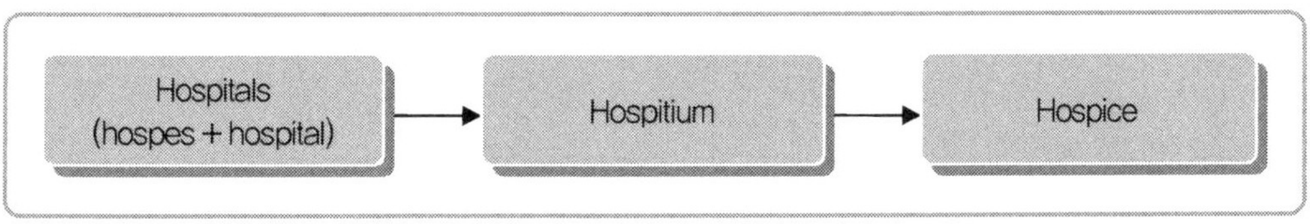

호스피스는 말기 환자와 그 가족의 돌봄을 통하여 남은 생을 가능한 편안하게 하고 충만하게 살도록 지지하며 죽음을 삶의 한 과정으로 보고 긍정적으로 수용하도록

하며 무의미한 고통을 연장시키거나 생명을 단축시키지 않고 환자와 그 가족의 요구에 부응하도록 가능한 모든 자원을 이용하여 신체적, 사회·심리적, 영적 요구를 충족시켜 죽음을 준비하도록 지지한다.

호스피스의 역사를 살펴보면 그리스에서는 여행자들이 제우스 신의 보호아래 있다고 믿어 의식주를 제공하는 풍습이 있었으며 로마에서는 주인과 손님 사이에는 특별한 관계가 있어 쥬피터 신의 축복을 받는다고 믿었으며 치유의 성전인 애스큘라피아(Aesculapia)와 성지순례자를 위한 봉사 및 보호소인 제노도키아(Xenodochia) 등을 운영하였다. 중세에는 아픈 사람과 죽어가는 사람들을 위해 숙박소를 제공해 주고 필요한 돌봄을 베풀어 주었으며 임종 직전의 환자에게 천국의 문이 열려 있다는 믿음으로 사람들은 성지순례자들에게 세심한 간호를 제공하고 그들의 축복과 기도를 청하였으며 십자군 운동 시기에도 호스피시아(hospitia), 즉 여행자의 휴식처로 음식, 옷 등을 제공하기도 했고 이 활동을 지속하기 위한 수도회를 창설하였다.

성 아우구스틴 수도회에서 The Hospice of Great St. Bernard와 The Hospice of Little St. Bernard 등을 운영하였다. 십자군 운동은 11세기 말에서 13세기 말 사이에 서유럽의 그리스도교도들이 성지 팔레스티나와 성도 예루살렘을 탈환하기 위해 8회에 걸쳐 감행한 대 원정전쟁이다.

17세기 카이저스베르트의 여집사단이 소외되고 병든 자, 임종자의 돌봄을 시작하였고 1815년 아일랜드 더블린에서 Mary Aikenhead가 '자비의 수녀회'를 창설하였다. Cicely Saunders에 의해 설립된 영국 런던의 성 요셉 호스피스에서 정신적, 신체적 통증 완화를 시작으로 만성 통증의 본질에 대한 관심을 가지고 환자의 고통을 경감시키고 제한된 삶을 최대한 품위있게 살 수 있도록 지지하였다.

> "당신은 당신이기 때문에 중요합니다.
> 당신은 생애의 마지막 순간에 있으므로 중요합니다.
> 우리는 당신을 위해 할 수 있는 모든 것을 하려고 합니다.
> 당신이 평화롭게 생을 마칠 수 있도록 도울 뿐만 아니라
> 그 때까지 의미있는 삶을 살도록 돕겠습니다."
>
> – Cicely Saunders, 1918–2005

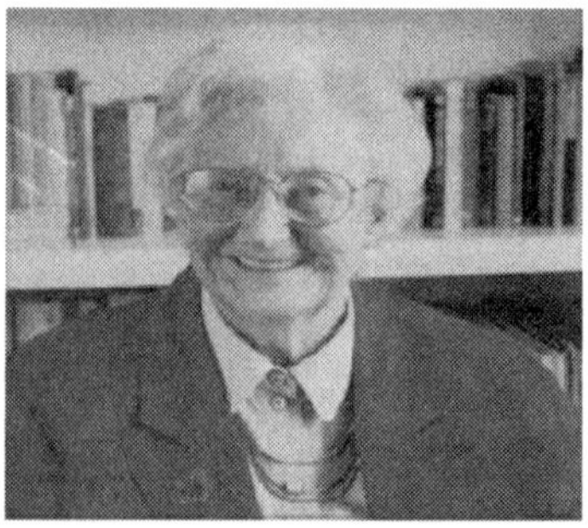

Cicely Saunders 1918~2005

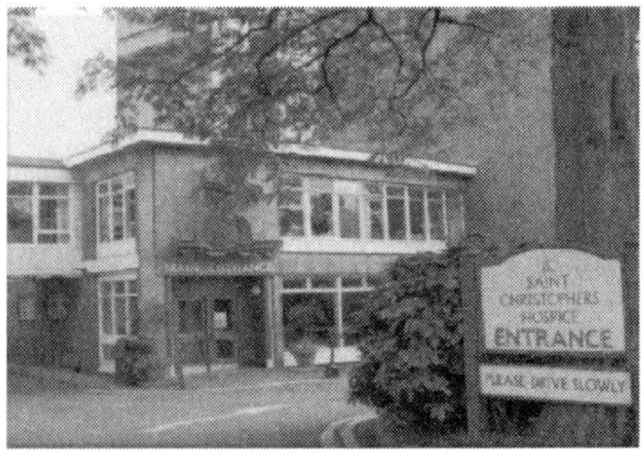

St. Christopher hospice 1967~

출처 : Wikipedia

2 호스피스 · 완화의료

WHO에서는 환자 및 가족이 겪게 되는 통증, 신체적, 심리적, 영적 문제에 대한 평가와 처치 등을 통해 삶의 질 향상을 도모하는 의료 행위라 정의하였고 대만에서는 말기 환자의 고통을 줄이거나 피하게 하고 완화성, 지지성, 안정성 의료를 시행하여 돌보거나 심폐소생술을 시행하지 않는 것을 호스피스 · 완화의료라고 하였다.

우리나라에서는 암관리법에서 통증과 증상 완화 등을 포함한 신체적, 심리사회적, 영적 영역에 대한 종합적인 평가와 치료를 통해 말기암환자와 그 가족의 삶의 질을 향상시키는 것을 목적으로 하는 의료라고 정의하였다.

호스피스 · 완화의료는 활력징후(vital sign)보다는 안녕, 통증, 수면 등 활력증상(vital symptom)의 특성을 가지며 완치 불가시 남은 여생의 질을 최대한 높이면서 임종을 맞도록 지지하며 돌봄의 목적을 환자의 증상 완화에 두고 돌봄 장소로 가정과 완화의료기관으로 하고 의학적 문제 뿐만 아니라 사회심리적, 영적 문제까지 해결하고 있다.

호스피스 · 완화의료는 암의 진단 초기에서부터 임종 후 사별가족 돌봄까지의 전 영역에 거쳐 질병의 진전 단계에 따라 지지치료, 완화의료, 호스피스의 단계를 거치게 되며 단계별 치료에 대한 관심이 달라진다.

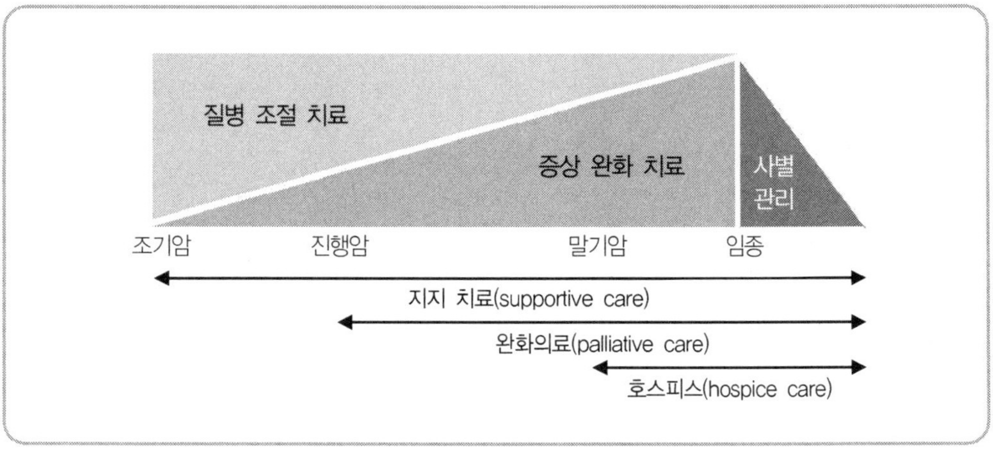

[그림 21-1] 호스피스와 완화의료

출처 : 서울대학교병원

초기단계는 질병의 완치를, 암의 진행에 따라 암의 진행단계에서는 수명연장을, 말기에는 삶의 질 향상을 목표로 한다.

호스피스·완화의료는 적극적인 치료에도 불구하고 근원적인 회복 가능성이 없어 점차 증상의 악화로 수개월 이내에 사망할 것으로 예상하는 암, 후천성면역결핍증, 만성 폐쇄성 호흡기질환, 만성 간경화, 그 밖의 보건복지부령으로 정하는 질환을 앓고 있는 사람을 대상으로 한다.

호스피스·완화의료는 의사, 간호사, 사회 복지사, 성직자, 치료사, 자원봉사자,

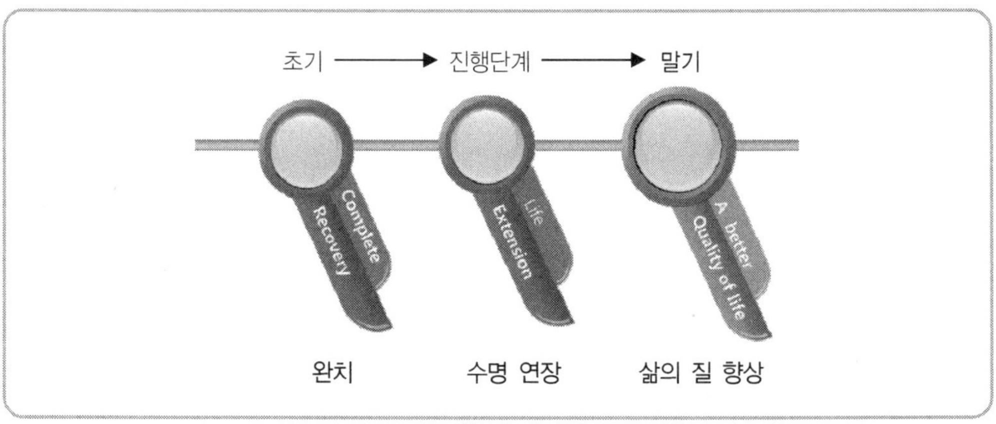

[그림 21-2] 호스피스·완화의료의 단계별 목표

기타 인원 등이 한 팀을 이루어 돌보는 다학제팀을 기본으로 한다.

다학제팀

① 의사 : 의학적인 상태에 기반하여 환자에 대한 치료계획, 의사결정을 시행하며 통증 및 신체적 증상 조절 등을 담당. 다학제팀원들에게 의료정보를 제공하며 지속적인 교육체계를 확립하고 실시

② 간호사 : 환자와 가족에게 신체적 / 정서적 돌봄, 환자와 가족 교육, 환자에게 필요한 환경 조성 등 전인적으로 환자의 돌봄에 관련된 사항을 조정

③ 사회복지사 : 환자와 가족의 심리사회적, 경제적, 지역사회자원연계 문제(욕구) 등을 사정하여 개별상담, 집단상담, 사별가족상담 등을 시행하여 전인적인 치료가 될 수 있도록 지원

④ 종교인 : 환자와 가족이 영적 고통(죽음에 대한 두려움, 절대자에 대한 죄책감, 소외감 등)과 영적 갈등의 감소와 영적 욕구가 충족될 수 있도록 도움

⑤ 전문치료사 : 대체요법(미술치료, 음악치료, 원예치료 등)을 통해 환자와 가족이 치료과정에서 느끼는 스트레스와 불안 등에 적극적으로 대처할 수 있도록

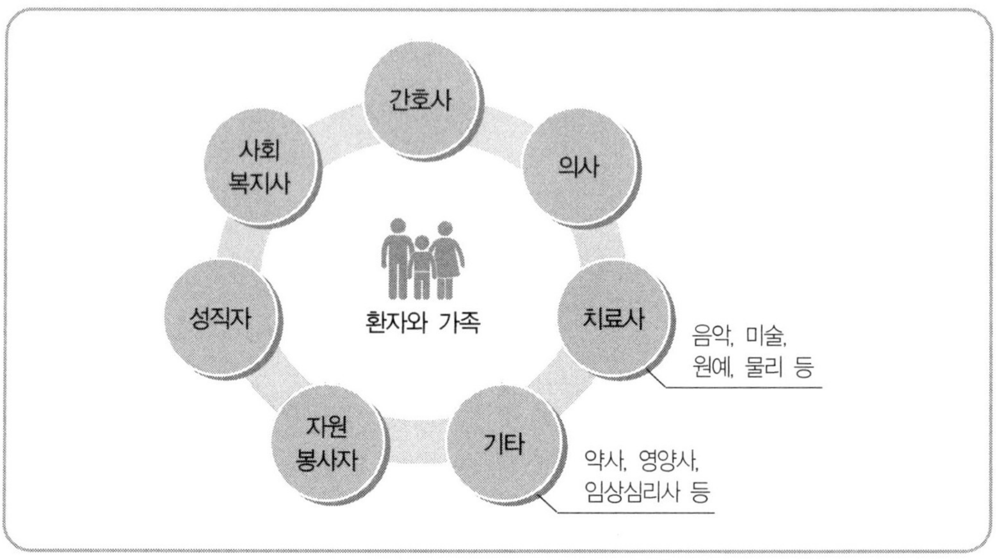

[그림 21-3] 호스피스 · 완화의료팀

출처 : 서울대학교병원

하고 통증에너지를 긍정적인 에너지로 전환할 수 있도록 도움

⑥ 자원봉사자 : 다학제팀을 도와 환자 및 가족을 지지하며 실제적인 도움(목욕, 말벗, 기도봉사 등)을 제공하여 말기환자의 육체적 정신적 고통완화에 도움

주요 돌봄

호스피스·완화의료의 주요 돌봄에는 통증적 신체적 돌봄, 심리적 돌봄, 사회적 돌봄, 영적 돌봄, 임종 돌봄, 사별가족 돌봄 등이 있으며 각각의 돌봄을 살펴보면

① 통증 및 신체적 돌봄 : 통증, 호흡곤란, 구토, 복수, 부종, 불면 등 고통스러운 신체증상을 조절

② 심리적 돌봄 : 환자와 가족의 불만, 우울, 슬픔 등의 심리적 고통을 완화

③ 사회적 돌봄 : 경제적·사회적 어려움을 해결할 수 있도록 가능한 자원을 총동원하여 지원

④ 영적 돌봄 : 말기환자의 삶과 죽음에 대한 의미와 영적 고통에 대한 돌봄

⑤ 임종 돌봄 : 임종 과정에서 나타나는 말기환자들의 통증완화 및 가족들의 사회심리적 돌봄과 임종 준비의 도움

⑥ 사별가족 돌봄 : 사별 후 가족이 겪을 수 있는 여러 가지 고통을 극복할 수 있

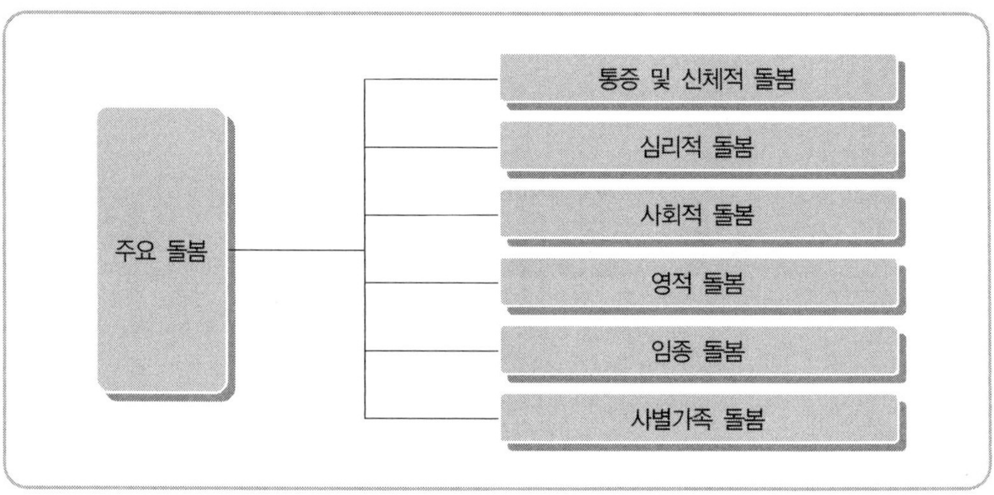

[그림 21-4] 호스피스·완화의료의 주요 돌봄

출처 : 한국호스피스·완화의료학회

도록 도움

유형

호스피스·완화의료 서비스의 유형은 전용병동에서 돌봄 치료를 하는 입원형 호스피스와 가정방문을 통해 돌봄치료를 하는 가정형 호스피스, 전문인력이 전용병동 이외의 병동에 있는 말기환자와 가족을 위해 자문을 제공하는 자문형 호스피스 및 소아청소년을 위한 소아청소년 완화의료의 4가지 유형이 있다.

① 입원형 호스피스 : 보건복지부 지정 호스피스전문기관 병동에 입원한 말기암 환자와 가족들에게 호스피스·완화의료 서비스를 제공. 환자와 가족들의 신체적, 심리·사회적, 영적 고통을 완화하여 삶의 질 향상에 기여

② 가정형 호스피스 : 가정에서 지내기를 원하는 말기 환자와 가족에게 보건복지부 지정 전문 기관의 호스피스 팀이 가정으로 방문하여 호스피스·완화의료 서비스를 제공. 환자와 가족들의 신체적, 심리·사회적, 영적 고통을 완화하여 삶의 질 향상에 기여

③ 자문형 호스피스 : 일반 병동과 외래에서 진료를 받는 말기 환자와 가족에게 호스피스 팀이 담당 의사와 함께 호스피스·완화의료 서비스를 제공. 환자와 가족들의 신체적, 심리·사회적, 영적 고통을 완화하여 삶의 질 향상에 기여

④ 소아청소년 완화의료 : 생명을 위협하는 질환으로 치료받는 소아청소년 환자와 가족이 치료과정에서 겪는 여러 가지 증상, 불편, 스트레스 등 신체적, 심리적, 사회적 어려움을 완화시키고 삶의 질 향상에 기여하는 통합적 의료서비스

활성화 방안

호스피스·완화의료의 활성화를 위해서는 사회적 합의 및 재정적 지원, 조기의뢰체계 구축, 문화·홍보활동, 건강보험 수가 개발 등이 필요하다.

① 사회적 합의 필요 : 연명의료중단은 말기환자의 죽음으로의 방치가 아니라 품위있는 웰다잉을 보장하는 것으로 말기환자가 사전의료의향서로 연명의료중단 의사 표명시 법적으로 보장하고 사전의료의향서의 표준화 및 제도화와 함께 호

스피스・완화의료와의 연계가 이루어져야 한다.

② 재정적 지원 : 관련 기관의 부족과 지역적 불균형 해소를 위한 정부의 재정적 지원이 필요한데 양질의 호스피스・완화의료 서비스 제공을 위한 재정적 지원과 신규 진입 호스피스・완화의료 기관에 대한 정책적 재정적 지원이 필요하다.

③ 조기 의뢰체계 구축 : 환자 회송 및 의뢰 활성화를 위한 제도적 방안 마련이 필요한데 지역별로 적절한 수의 호스피스・완화의료 전문기관을 지정하고 유기적인 연계체계하에 지역중심 호스피스・완화의료를 제공하는 조기의뢰체계의 구축이 필요하다.

④ 문화・홍보 활동 : '품위있는 죽음'을 위한 다양한 문화활동 전개로 통증조절, 무의미한 연명치료중단, 사회경제적 부담의 완화 등 호스피스・완화의료에 대한 국민의 인지도 향상을 위한 홍보가 되어야 한다.

⑤ 건강보험수가 개발 : 호스피스・완화의료팀(Palliative Care Team, PCT)에 대한 수가 부여와 가정형 및 자문형 호스피스・완화의료에 대한 수가 개발, 완화의료 전문기관에 대한 건강보험수가 적용이 선행되어야 한다.

참고문헌

국가법령정보센터, 감염병의 예방 및 관리에 관한 법률, 2014
국민건강보험공단, 2014 건강보험통계연보, 2015
대한예방의학회, 예방의학과 공중보건학, 계축문화사, 2014
대한의사협회 http://www.kma.org/
변종화, 김혜련. 국민건강증진 목표와 전략, 한국보건사회연구원, 1995
보건복지부 https://www.mohw.go.kr/
보건복지부, 2015 보건복지통계연보, 2015. 12
보건복지부, 질병관리본부(2011), 국민건강 영양조사, 2010
보건산업진흥원, 주간 보건산업 동향, 2015, Vol. 189
서울대학교병원 의학정보, 서울대학교병원, 2015. 2016
서울아산병원 https://www.amc.seoul.kr/
세계보건기구 https://www.who.int/
손애리, 이호진. 새로 쓰는 성교육, 퍼시픽북스, 2009
장창곡, 김명, 이규식, 김복환. 공중보건학, 한국방송통신대학교출판부, 2001
전국대학보건학교육협의회, 생활과 건강증진, 계축문화사, 2020
전국대학보건학교육협의회, 최신보건학, 한미의학, 2019
정혜경. 건강과 생활, 수문사, 1994
조속행, 스트레스 평가와 관리, 대한의사협회지, 2004, 제47권 3호, 226-234
조속행, 이완요법의 실제, 정신신체의학, 2001, 9(1):93-102
조현 외, 최신 해부생리학, 정문각, 2009
조현 외. 쉽게 배우는 의학용어, 계축문화사, 2018
조현 외. 핵심병리학개론, 계축문화사, 2012
조현, 고준기. 노인보건복지, 계축문화사, 2021
조현, 고준기. 호모 헌드레드 시대의 헬스케어, 수문사, 2022
조현. 의미있는 삶을 위한 죽음학, 계축문화사, 2018
조현. 호스피스·완화의료, 계축문화사, 2017
최삼서, 김돈균, 김일순 한달선 외. 예방의학과 공중보건, 계축문화사, 1996
통계청, 2013년 사망원인통계, 2014
한국보건사회연구원, 2001 국민건강 영양조사, 2006
홍현순. 기초건강학, 학우사, 1995
황수관, 자세경, 조수열. 생리학, 광문각, 1993

Brownson et al. Chronic Disease Epidemiology and Control, APHA, 1993
Donatelle et al. Health the Basics, Prentice Hall, p.306-307, 314-315
Wie. G. A. Nutrition management for cancer patients, Hanyang Medical Reviews, 2011, 31(4), 211-219
www.blancd.tistory.com
www.dongascience.com
www.funnypani.com
www.joongang.co.kr
www.naver.com

공저자 소개

조 현

[학력]

- 서울대학교 의과대학 간호학과(이학사)
- 서울대학교 보건대학원(보건학 석 · 박사)
- Georgetown University Medical Center, USA(Post Doc.)

[주요 경력]

- 인제대학교 보건행정학과 교수(현)
- 한국호스피스 · 완화의료협회 회장(현)
- 인제호스피스 · 완화의료연구소 소장(전)
- 인제대학교 평생교육원 원장(전)
- 인제대학교 백인제기념도서관 관장(전)
- 전국보건학교육협의회 회장(전)
- 한국보건학교육학회 회장(전)
- 대한보건협회 부회장(전)

조병모

[학력]

- 서강대학교 경영학과(경영학사)
- 홍콩 중문대학교 언어연구원(중문과 수료)
- 인제대학교 보건행정학과(보건학 석 · 박사)

[주요 경력]

- 인제호스피스 · 완화의료연구소 연구위원(현)
- LG전자 H&A 본부 해외영업그룹 재직(현)
- 대우전자㈜ 중국, 성도지사장(전)

정성훈

[학력]

- 경희대학교 체육대학 스포츠지도학과(체육학사)
- 서울대학교 보건대학원 보건학과(보건학 석사)
- 연세대학교 대학원 보건학과(보건학 박사)

[주요 경력]

• 연세대학교 보건정책 및 관리연구소 객원연구원(현)
• 서울대학교병원 재활의학과 연구교수(현)
• 인제호스피스·완화의료연구소 연구위원(현)
• 연세대학교 보건대학원 조교(전)

조서영

[학력]

• 조선대학교 산업미술학과(미술학사)
• 인제대학교 보건대학원 보건행정학(석·박사)

[주요 경력]

• 인제대학교 보건관리학과 외래교수(현)
• 김해시청 삼방아카데미 교수(미술심리·아크릴화)
• 인제호스피스·완화의료연구소 연구위원(현)
• 한국호스피스·완화의료협회 이사(현)
• 한얼문예박물관 서양화 명인(현)
• 대한민국공예회화예술대전 대회장 / 심사위원장(전)
• 대한민국미술대전 서양화부문 심사위원(전)
• 국토해양미술대전 문화체육관광부장관 / 환경부장관상

운우르자야

[학력]

• 몽골국립의과대학교 간호학과(간호 학사)
• 신한대학교 보건관리학과(보건학 석사)
• 인제대학교 보건행정학과(보건학 박사수료)

[주요 경력]

• 인제호스피스·완화의료연구소 연구위원(현)
• 한국호스피스·완화의료협회 이사(현)
• 울란바토르 송도병원(Ulaanbaatar SongDo Hospital) 수간호사(전)

행복한 삶과 존엄한 죽음 값 19,000원

2023년 3월 15일 제1판1쇄 발행
2024년 6월 20일 제1판4쇄 발행

공 저 자 : 조 현 · 조 병 모 · 정 성 훈
조 서 영 · 운우르자야
발 행 인 : 주 영 일
발 행 처 : **계 축 문 화 사**

서울특별시 종로구 통일로12길 16-17
우편번호 03029
TEL : 735-2257 · 738-9746
FAX : 723-9025
E-mail : gyechuk@hanmail.net
홈페이지 : http://gyechuk.co.kr
1973. 10. 31 등록번호 제300-1973-8호
ISBN 978-89-5629-721-7 93510